糖尿病之神奇蔬果汁

胡维勤 编著

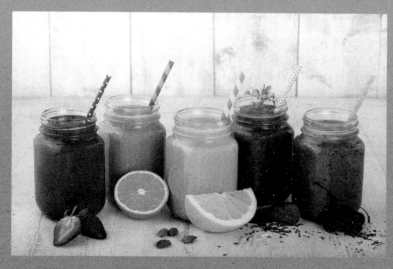

甘肃科学技术出版社

图书在版编目(CIP)数据

糖尿病之神奇蔬果汁/胡维勤编著. --兰州：甘肃科学技术出版社,2017.8（2023.9重印）

ISBN 978-7-5424-2417-4

Ⅰ. ①糖… Ⅱ. ①胡… Ⅲ. ①糖尿病－蔬菜－饮料－食物疗法②糖尿病－果汁饮料－食物疗法 Ⅳ. ①R247.1

中国版本图书馆CIP数据核字(2017)第233874号

糖尿病之神奇蔬果汁

TANGNIAOBING ZHI SHENQI SHUGUOZHI

胡维勤　编著

责任编辑　杨丽丽
封面设计　深圳市金版文化发展股份有限公司

出　版　甘肃科学技术出版社
社　址　兰州市城关区曹家巷1号　730030
电　话　0931-2131575(编辑部)　0931-8773237(发行部)

发　行　甘肃科学技术出版社　　印　刷　三河市铭诚印务有限公司
开　本　720毫米×1016毫米　1/16　印　张　10　字　数　200千
版　次　2018年1月第1版
印　次　2023年9月第2次印刷
印　数　5001~6050
书　号　ISBN 978-7-5424-2417-4　定　价　118.00元

前言
Preface

　　糖尿病是第一个被联合国指定，具有全球性威胁的非传染性疾病。根据国际糖尿病联盟（IDF）统计，目前全球有超过2.46亿的人患有糖尿病，这股趋势若不加以遏止的话，预估2025年罹患人口将会达到3.8亿。在一些地区，糖尿病人数也早已超过百万。虽然人类已投入了大量心力在研究糖尿病，陆续研发出各式各样治疗糖尿病的药物，然而，糖尿病至今仍是一个无法完全治愈的疾病。但同时糖尿病也是一个可以预防与治疗的疾病，不单单是药物治疗，还需要更多生活形态的改变。如果能及早正确认识这个疾病，并且改变饮食习惯、配合运动，糖尿病的许多并发症是可以被预防的。

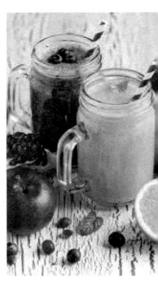

　　本书以深入浅出的方式，先介绍糖尿病的基本知识，并有感于现代人生活忙碌，常常外食，饮食不均衡，常常没有时间为自己准备健康的一餐，于是特别设计了多道蔬果汁，是要特别体恤可能因为很多因素而没办法亲自下厨的人，或是想用美味蔬果改善体质的人，而特别精选了能预防尿病的蔬菜水果。从现在开始，无论你是健康还是亚健康状态，亦或是已经发现罹患糖尿病，我都建议你：关心自己，就从制作一杯高纤、营养、美味的蔬果汁开始。

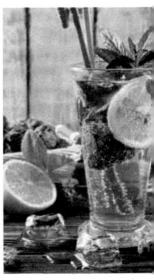

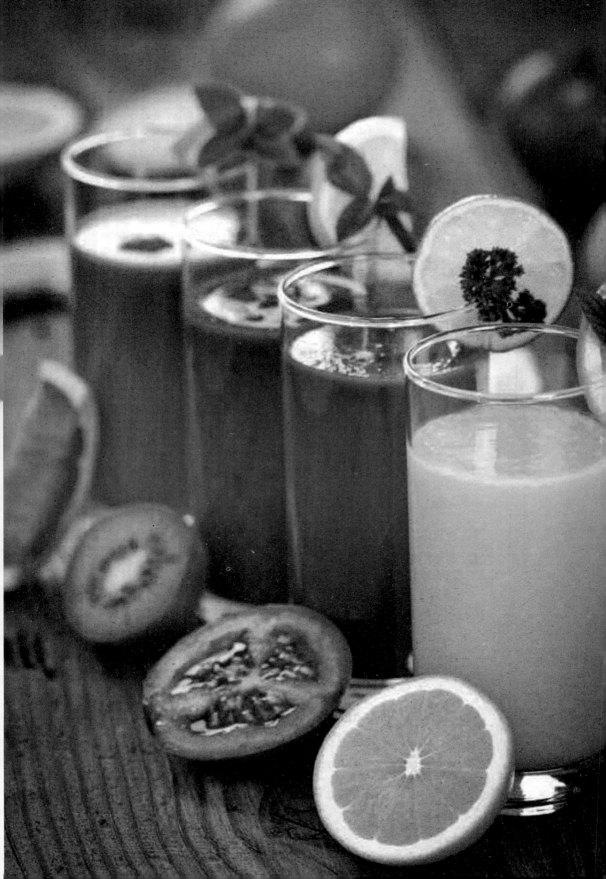

目录
CONTENTS

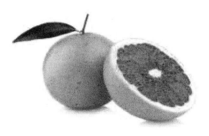

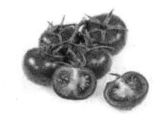

Part 4　蔬果汁对症的秘密

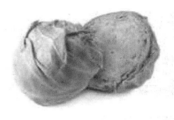

Part 5 预防糖尿病的蔬果汁

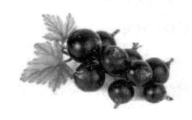

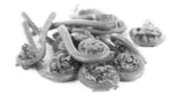

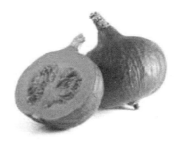

Part6 针对糖尿病患者的蔬果汁

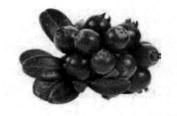

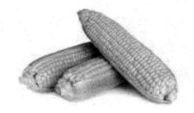

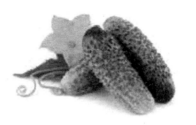

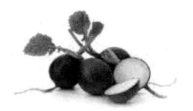

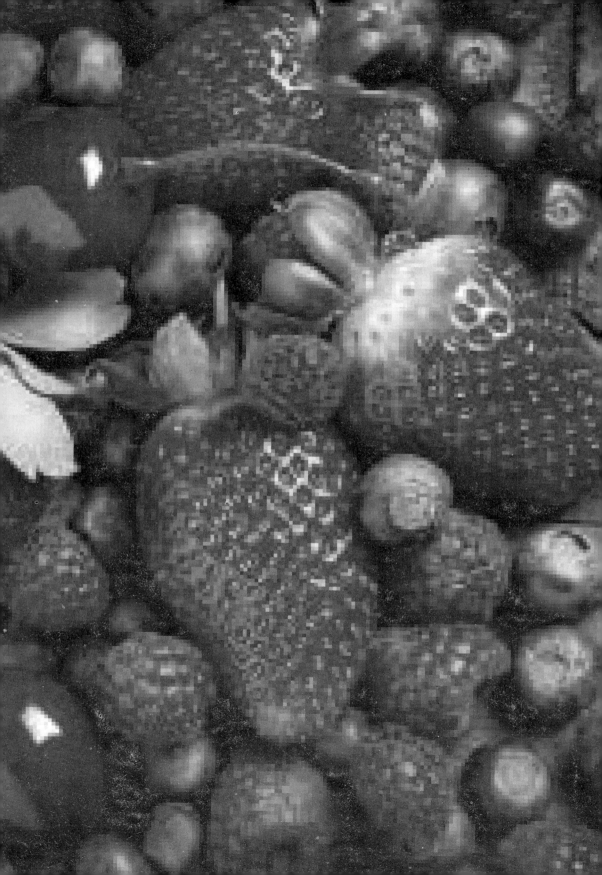

认识糖尿病

　　现代物质文明让人们的生活有了诸多变化。由于人们日常生活中饮食结构失衡、生活方式不健康以及肥胖症的增加，糖尿病的发病率正在逐年上升。关于糖尿病，您了解多少？日常生活中该如何预防？常见的糖尿病并发症又有哪些？本章将带您全面认识糖尿病，揭开糖尿病的神秘面纱。

什么是糖尿病

糖尿病是一种慢性的代谢异常疾病，主要是由于体内胰岛素分泌不足或作用不良时，对糖类（泛指所有的碳水化合物）的利用能力减低，甚至完全无法利用而造成血糖上升、尿中带糖，同时也影响脂肪与蛋白质的代谢。

诊断糖尿病

要诊断是否有糖尿病，要先验血糖。血糖的检查可分空腹与饭后两种。空腹血糖抽检需要禁食8h，最好是在吃早餐前，正常值应为 70~110mg/dl；餐后血糖应该在餐后2h抽血，应不超过 140mg/dl 。如果出现下列三种情况中的任何一种，就可以判定为糖尿病：

☑ 空腹，也就是至少8h没有摄取热量，血液中葡萄糖的浓度有两次 ≥ 126 mg/dl。

☑ 任意时段抽检血糖值均 ≥ 200mg/dl，并且出现吃多、喝多、尿多及不明原因体重减轻的典型症状。

☑ 口服葡萄糖液后，第二个小时血糖值浓度 ≥ 200mg/dl，经过不同日期两次的检测，结果符合。

两种糖尿病

a. 第 1 型糖尿病

过去称为幼年型糖尿病，仅占糖尿病患的少数，患者年龄通常小于 30 岁，由于自身免疫系统异常或其他不明原因，造成胰脏的 β 细胞丧失分泌足够胰岛素的功能，而需终生接受胰岛素的治疗。

---

b. 第 2 型糖尿病

过去称为成人型糖尿病。大多数的糖尿病患都是属于这类型，通常是因为遗传、生活或饮食习惯不良、肥胖所引起的。患者通常在 30 岁或 40 岁以上，但现代人的饮食习惯逐渐西化，患者有越来越年轻的趋势，有些儿童糖尿病也属于此类。这类型的人很多都是体重过重，可以借由控制体重，搭配饮食治疗，还有适度的运动来改善病情，较严重的就需要口服药物或是注射胰岛素。

糖尿病的症状

糖尿病前期的症状极为轻微，可以说几乎没有什么症状，但是随着病情日渐加重，以下的症状可能就会出现了，如视力模糊、视网膜病变、容易疲劳、伤口不易复原、手脚麻痛、动脉硬化、尿蛋白、肾脏衰竭等，所以不能用单项症状来判别糖尿病。尤其第2型糖尿病的患者在罹患初期并没有什么明显症状，所以很多患者就此放任糖尿病持续发展，而一旦发现时，病况已相当严重。如果细心一点，基本上还是有办法察觉的，最典型的糖尿病主要症状是"三多一少"，即是出现"吃多、喝多、尿多、体重减轻"四种症状。

吃多

糖尿病患者会有食量突然增大的情形，像是饭量突然增加，只要没有吃到十分饱就无法满足，看到食物就想吃，嗜吃甜食等。这主要是体内胰岛素分泌不足或利用不佳导致糖类代谢异常，使得葡萄糖无法顺利进入细胞转换成身体所需的能量，而当身体无法利用血糖养分时，会容易感到疲倦、饥饿，所以自然就会激发进食的欲望。

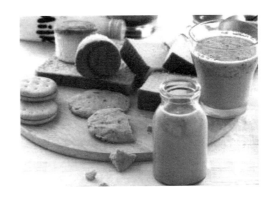

喝多

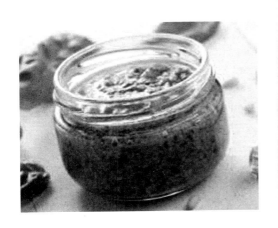

很多糖尿病患者容易感到口干舌燥，甚至出现半夜找水喝的情形。尤其病情加重时，会有喉咙异常干渴的状况。这是因为血液中血糖的浓度增高，而使得渗透压提高，造成体内大量的水分与电解质流失，身体需要的水分不足，就会产生想要大量饮水的情形。

尿多

正常人一天的排尿量为1~1.5L，糖尿病血糖高时则可能增加到2~4L。有些人半夜原本只起床上1次厕所，却忽然增加为2~3次，这也有可能是糖尿病的警讯，因为糖尿病患者血糖升高时会改变尿液中的渗透压，而造成利尿的情况。血糖越高，排尿量就越大，排尿次数也愈多。

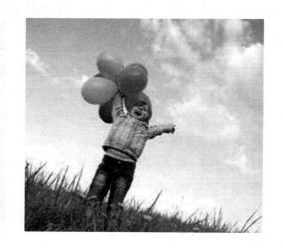

体重减轻

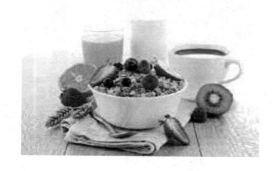

糖尿病患者通常食量增大，但体重却越来越轻，这是因为糖尿病患者无法充分利用作为能量来源之一的葡萄糖，所以吃得再多也不容易变胖。随着病情不断加重，就有可能越来越消瘦，而且容易感到全身倦怠、精神不振。

高血糖并不一定是糖尿病

糖尿病会使得血液中血糖浓度增高，但是高血糖并不就是代表糖尿病，也有可能是因为药物、疾病而短暂引发高血糖，只要经过正确的治疗，还是有可能让血糖恢复正常。引发高血糖的原因也有可能是肝病、甲状腺亢进或急性感染，服用避孕药及利尿剂也有可能使得血糖增高，所以若发现血糖升高时，千万不可惊慌而贸然服用降血糖药物，还是要请专业的医生诊断才行。

持续检查身体才能更好地预防糖尿病

糖尿病前期也有可能胰岛素分泌异常，但血糖值正常，有很多糖尿病初期患者只有在饭后血糖才会升高，但是血糖可能不知不觉慢慢在提升，因此空腹血糖值达到被诊断成糖尿病的人，有可能已经罹患糖尿病很多年。很多患者都是从"糖尿病未病"渐渐演变成真正的糖尿病，所以想要早期发现、早期治疗，最好的方式就是持续地做健康检查，一旦松懈，糖尿病就很有可能找上你。

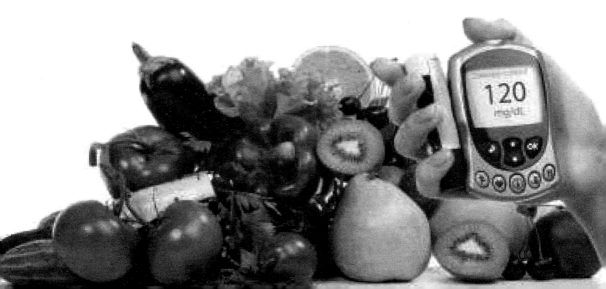

糖尿病高危险群

"三多症状我一项也没有，糖尿病不会找上我的！""糖尿病是中老年人才会得，跟我没有关系！""我平时不喜欢吃糖，是不可能有糖尿病的。"很多糖尿病初期病患因为错误的健康观念，或是喜欢为自己找借口，不知不觉就演变成糖尿病的高危族群。当然，不是所有高血糖的人都会引发糖尿病，血糖过高也会引发其他并发症，所以预防重于治疗。因为糖尿病是会影响一辈子健康的慢性病，如果能有效地预防糖尿病上身，也是维持身体健康的首要任务。可以检测自我的生活习惯，千万不要让糖尿病演变成健康的慢性杀手。首先，我们先从日常生活检测，看看你是不是糖尿病高危险群。

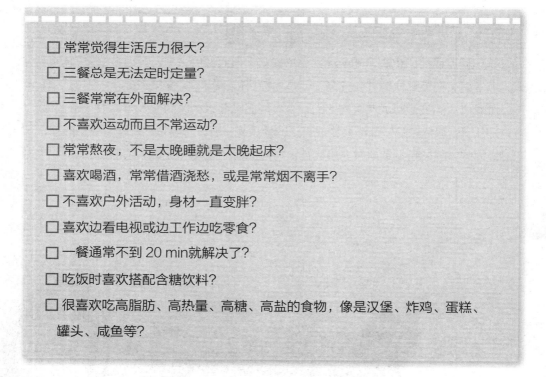

☐ 常常觉得生活压力很大？

☐ 三餐总是无法定时定量？

☐ 三餐常常在外面解决？

☐ 不喜欢运动而且不常运动？

☐ 常常熬夜，不是太晚睡就是太晚起床？

☐ 喜欢喝酒，常常借酒浇愁，或是常常烟不离手？

☐ 不喜欢户外活动，身材一直变胖？

☐ 喜欢边看电视或边工作边吃零食？

☐ 一餐通常不到 20 min 就解决了？

☐ 吃饭时喜欢搭配含糖饮料？

☐ 很喜欢吃高脂肪、高热量、高糖、高盐的食物，像是汉堡、炸鸡、蛋糕、罐头、咸鱼等？

如果你符合以上项目越多，就表示你的生活作息需要改善了。如果上述因素你超过六项，即使没有罹患糖尿病，健康也有可能已经出现警讯，还有可能引起其他慢性病或糖尿病相关并发症，不得不慎。

容易罹患糖尿病的高危险族群

遗传	若直系血亲当中有人罹患糖尿病，自己罹患糖尿病的概率也会增加。年龄超过 45 岁比较容易罹患糖尿病，最好每年做健康检查。
三高患者	高血压、高血脂、高血糖都是引发糖尿病的"隐形杀手"，三高也是影响健康的"三剑客"，不得不防。
胰脏疾病	糖尿病是胰岛素分泌不足，慢性胰脏炎或胰脏受伤都有可能影响胰脏正常分泌胰岛素。
肥胖	肥胖也会引起胰岛素作用不良，肥胖的定义是 BMI（身体质量指数）≥ 27。

BMI（身体质量指数）计算公式

身体质量指数（Body Mass Index，BMI）是判断肥胖最常用的一种指标，计算方式就是体重（kg）除以身高（m）的平方所得数值。举例来说，一个身高 170 cm、体重 75 kg 的女性，其 BMI 值如下：

BMI：75（kg）/（1.7m）^{2} = 25.95，表示其体重过重

身体质量指数 BMI（kg/m^2）	理想体重范围
BMI<18.5	体重过轻
18.5 ≤ BMI < 24	正常体重
24 ≤ BMI < 27	体重过重
27 ≤ BMI < 30	轻度肥胖
30 ≤ BMI < 35	中度肥胖
BMI ≥ 35	重度肥胖

糖尿病引起的并发症

　　糖尿病是一种较复杂、病程可能会伴随终生的慢性疾病，而且会引起多种并发症。如果在病况轻微时就及早发现，只要做好血糖控制即可；如果放任不管，让病况持续恶化，这些并发症将会让你的健康危机四伏，不容忽视。

　　糖尿病的并发症可简单分为急性并发症与慢性并发症两类：

急性并发症

酮酸中毒

　　常发于第 1 型糖尿病人，糖尿病人若停止口服降血糖药或胰岛素注射，身体因为不能利用葡萄糖，就利用脂肪和蛋白质当作能量来源，这些脂肪和蛋白质经代谢而产生酮体，若体内酮体过多就产生了酮酸中毒。

渗透压高血糖症

　　常发于第 2 型糖尿病人，多因血糖控制不良，病人会出现虚弱、饥饿和频尿的现象。当体内水分流失过多，严重时会出现脱水、意识不清或昏迷、休克等现象。

低血糖症

　　保守定义是血糖 <70 mg/dl，产生低血糖症的原因有口服过高剂量的降血糖药、注射的胰岛素超过饮食及活动量需求、吃得太少或吃饭时间过晚、运动过量、喝酒过量等。低血糖的症状包括头晕、虚弱、发抖、饥饿、嗜睡、皮肤苍白、心跳加速、头痛、流汗、发冷、抽搐等。当疑似低血糖症状时应马上测试血糖，并立即食用含高糖的果汁、方糖、汽水。如果症状还没改善，应立即就医。

慢性并发症

眼睛病变

　　糖尿病会引起眼睛病变，像是糖尿病视网膜血管病变、白内障、青光眼，严重者可导致失明。如果能及早地预防与治疗，60% 的患者可以避免失明，所以糖尿病患者每年最少检查眼睛一次。

肾脏病变

一般而言，糖尿病患者约有三分之一会产生糖尿病末期肾脏病变，需接受血液透析治疗。糖尿病肾脏病变最早出现微蛋白尿，需靠检查尿中蛋白质才会发现。如发现肾病变，则需控制蛋白质的摄取量，以免演变为尿毒症。糖尿病肾病变除了控制蛋白质摄取量，最好能积极控制血糖，并且控制血压，以延缓肾功能的恶化。

神经病变

糖尿病神经病变包括运动神经、自主神经及感觉神经病变三种。运动神经病变会造成肌肉萎缩、足部变形、负责颜面与眼球运动的肌肉发生麻痹；自主神经病变则会产生排尿障碍、便秘、晕眩等；感觉神经病变会对外界的刺激变得异常敏感或异常迟钝，有些病人会手脚发麻、刺痛，或是睡觉时产生抽筋等。

大血管病变

由糖尿病引发的高血压、心脏病的例子很多，糖尿病罹患高血压的概率是一般人的2倍。随着糖尿病病龄增长，血液的新陈代谢功能减弱，血管附着老化废物而变得脆弱而失去弹性，而且血管内侧变窄，使得血液循环不良，而造成"动脉硬化"。此外，糖尿病人也会产生脑血管动脉硬化的情形，这时会产生头部沉重、健忘、

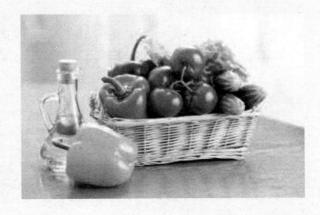

情绪不稳、容易发怒的情况，需小心注意。如果脑部有血块，阻碍了血液流动，就会产生脑血栓，或是因为脑部血管出血而产生脑溢血，只要稍不注意，就有生命危险。

其他并发症

口腔病变

糖尿病患者免疫力低，血液循环差，常会引发一连串的口腔疾病，像是牙龈肿大、牙齿动摇、蛀牙、牙周病等。

足部病变

糖尿病患者容易因血管和神经病变造成四肢（尤其下肢末端）缺氧、伤口不易愈合。即使刚开始只是个小伤口，也很容易感染，甚至必须截肢。所以患者每年都应做一次糖尿病足的筛检。

皮肤病变

糖尿病患者的抵抗力较差，所以皮肤也容易受感染。像夏天时会因为流汗而引起湿疹，或是被蚊虫叮咬引起化脓；冬天时又可能出现冻疮。

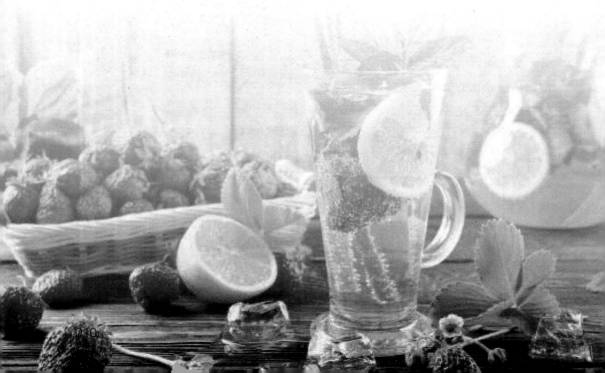

糖尿病日常生活的保健

糖尿病是危害人类健康的主要疾病之一，近年来发病率明显增加，糖尿病患者做好日常保健尤为重要。然而，很多糖尿病患者对于糖尿病的日常保健都有着不同程度的忽视。虽然糖尿病的发病原因很多，也不能缺少医生的诊断与治疗，但是糖尿病并不是那种只靠手术或是服药就可以治愈的，如果本人不去克服，付诸行动去实践，糖尿病是不可能痊愈的。所以，日常生活的保健就变得非常重要了。

建立勇敢乐观的态度

一旦确诊为糖尿病，应该保持正确而勇敢的态度，以充分的自信心去战胜疾病。不能因为罹患糖尿病，就把自己视为病人，不愿工作、不敢运动而整日只想睡觉、休息，也不应该过于忽视而放任不管。还有每天保持心境平和，勿过忧过喜与过于劳累，不然均会导致内分泌紊乱，不利于控制血糖。

要配合适当的运动

运动是控制糖尿病的一个有效手段，运动可以消耗热量，首先被消耗的是肌肉的肝糖，接着会消耗血中的葡萄糖，所以只要一运动，血中的葡萄糖浓度就会降低。另外，细胞消耗葡萄糖时需要胰岛素，而运动中胰岛素的量比平时少，所以有节省胰岛素的作用。第 1 型糖尿病患者的运动量不宜过大，以免发生低血糖，如散步、轻度体操、缓慢太极拳等，但病情控制稳定者较不限制；第 2 型糖尿病患者的运动量可稍大些，如快走、慢跑、骑车、有氧舞蹈等。选择适合自己并且能持之以恒的运动，对糖尿病的辅助治疗有很大的助益。

糖尿病日常饮食保健

控制总热量：

糖尿病患者应该先控制每日摄取的热量，如果一旦被诊断为糖尿病，通常医生都会指示病患每日应摄取多少热量。假设一天可摄取 1600 卡，则应将点心算进去。还有，除了医生指示的总摄取量之外，应该配合生活中的运动量，还要依个人的职业、体重、性别、活动量来决定应摄取多少热量。举例来说，一个职业的运动选手跟一个办公室的 OL，其生活中的运动量就会有很大的差别，所以应摄取的热量也不同。

均衡的营养比例：

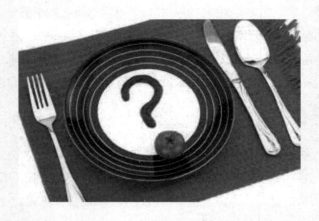

确定了总摄取量后，要注意均衡的营养比例。糖类的摄取量约占每日饮食总量的一半，大部分的食物都有糖类，而主食中的淀粉，像是面包、面条、米饭，在体内会转变成糖而成为能量来源。但是砂糖属于精制糖，容易为人体吸收而导致血糖激增，最好少食用。应减少动物性脂肪（饱和脂肪酸）的摄取，可以从坚果、大豆、芝麻这些植物性脂肪（不饱和脂肪酸）中摄取相当量的脂肪。如果吃糕点、饼干，除了看含糖量，最好看清楚标示，勿购买添加反式脂肪的食物。多吃鱼类中的多元不饱和脂肪酸可以有改善心脏疾病、预防动脉硬化的效果。蛋白质也是构成人体相当重要的营养素，基本上成人1天所需的蛋白质量约占总摄取量的 15%，每千克体重 1~1.2 g，假设体重 50 kg，一天标准就是 50~60 g。

每日均要摄取蔬果：

蔬菜水果不但是丰富的维生素、矿物质的来源，还能摄取大量的膳食纤维。膳食纤维是糖尿病患者的最佳医生，它能辅助胰岛素作用的不足，以及促进酵素族的活化功能。根据欧美的一项医学研究显示，膳食纤维的饮食疗法已帮助多数糖尿病患者减轻病情。所以建议每日应该摄取 40 g 以上的膳食纤维，蔬菜建议每日摄取 300 g 以上，而水果因为有的含糖量高，所以要慎重选择。如果食用了分量较多的水果，建议从主食中扣除摄取量。

反式脂肪是健康杀手

　　动物性油脂含有较多的饱和脂肪酸，会提高罹患心血管疾病的概率，所以多数食品业者改用富含不饱和脂肪酸的植物油，不过不饱和脂肪酸具有容易氧化酸败、不耐久炸的特性，许多业者便利用"氢化"的生产技术，使得研制的植物性油脂可以耐高温、不易变质、存放更久。这些油脂在日常生活中的使用范围相当广泛，如用来油炸的油脂、人造奶油、奶精等，而日常生活中炸薯条、炸洋芋片或烘焙糕饼类的西点、甜甜圈等食品，也经常使用此种油脂。反式脂肪危害健康的程度不亚于饱和脂肪酸。

大笑可以降血糖

　　日本某医学研究显示，大笑可以抑制饭后血糖的上升。建议糖尿病患者，每天除了愉快的进食，不妨养成大笑的习惯，然后测测你的血糖值，有没有出现令你满意的数字。

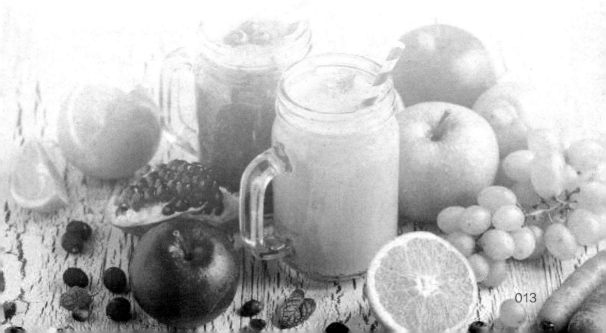

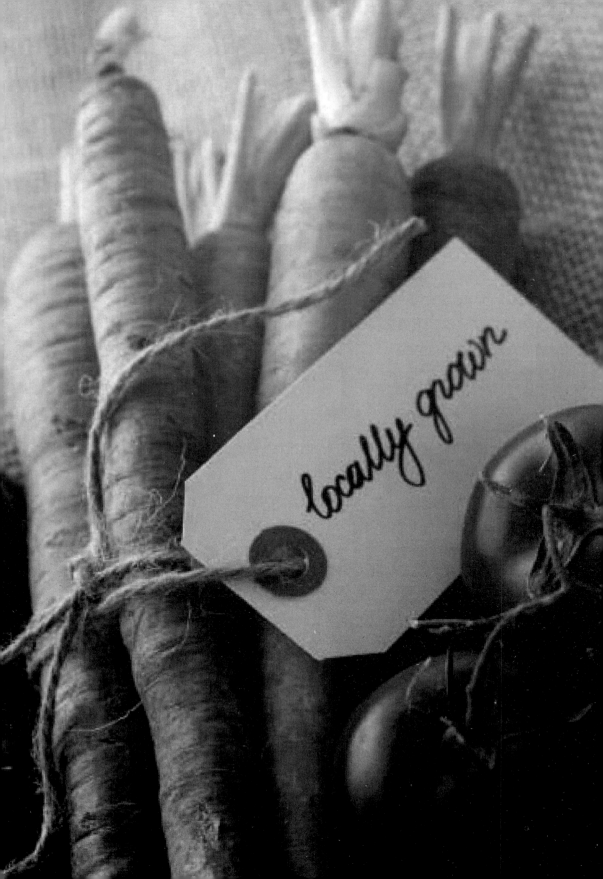

PART 2

糖尿病的防治重点

　　糖尿病可以说是一种"生活方式病"，因此饮食与生活习惯的好坏在其中有着至关重要的影响。如果掌握了正确的饮食原则和配餐方法，"糖友们"也可以选择丰富、美味的食物；如果再从生活起居、运动锻炼、心理调适、中医疗法等方面多管齐下进行保健和调养，那么对控制糖尿病病情和防止并发症的发生会大有裨益。

预防糖尿病

古语有云"上医不治已病治未病"，这句话道出了"预防胜于治疗"的理念。对于尚未患糖尿病的人群而言，及早预防有备无患；若是已患有糖尿病，及时采取有效的治疗与护理措施，也可以有效控制疾病的发展。

一级预防

树立正确的饮食观，养成良好的生活习惯。糖尿病更多时候是一种"生活方式病"，热量摄入过多、营养过剩、肥胖、缺少运动是其发病的重要原因。这一阶段，通过低糖、低盐、低脂、高纤维、高维生素的饮食和加强运动，能有效降低糖尿病的发病率。

二级预防

定期测量血糖，以尽早发现无症状性的糖尿病。中老年人应该将血糖测定列入常规的体检项目，即使一次血糖测定正常，仍要定期监测。凡有皮肤感觉异常、性功能减退、视力不佳、多尿、白内障等异常症状的人群，更要及时去测定血糖，以尽早诊断，争得早期治疗的宝贵时间，避免并发症的发生。

三级预防

糖尿病患者很容易并发其他慢性病，而且患者多因并发症而危及生命。因此，要对糖尿病慢性并发症加强监测，减少并发症造成的危害。这一阶段的预防主要是通过药物、饮食、运动等方式综合调理。

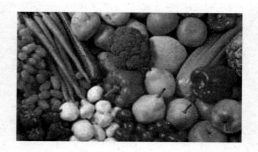

治疗糖尿病

糖尿病是一种全身性的慢性疾病，一旦患上很难根治，但通过多种治疗手段可以控制好糖尿病，具体包括以下 5 个方面。

教育与心理调整

通过书籍、报刊、电视、讲座等途径，增加和了解糖尿病的相关知识，科学评估自己的健康状况，并制订出合理的治疗方案。同时，要树立战胜疾病的信心，做到乐观、开朗、豁达，以良好的精神状态战胜糖尿病。

自我监测

糖尿病患者应定期检查血糖、血压、血脂、血液黏稠度、体重五项指标，还要定期检查血、尿等各项指标，定期做心电图及眼底检查，以避免并发症的发生。

饮食治疗

糖尿病患者不仅要控制主食，还要控制副食和零食，控制总热量；少食多餐，细嚼慢咽；多吃粗粮和蔬菜；要戒烟、少饮酒。体型肥胖者更要严格限制热量和脂肪的摄入，调整每日食谱，减轻体重。

运动治疗

每天进行适当的体育锻炼，尤其是坚持有氧运动，如慢跑、散步等，只要能坚持下去，都可以有效地改善胰岛素抵抗和控制血糖的水平。

药物治疗

一旦确诊为糖尿病，而单纯饮食及运动不能使血糖维持正常水平时，可遵医嘱选用口服降糖药或注射胰岛素，并根据需要，服用降血压、调血脂的药物。一般口服降糖药适用于第 2 型糖尿病患者，注射胰岛素适用于第 1 型糖尿病患者和特殊的第 2 型糖尿病患者（口服降糖药无法获得理想的控糖效果的患者）。

低 GI 饮食

所谓 GI 值在营养学里称为升糖指数（Glycemic Index），是指食物吃进去后，血糖升高相对于吃进去的葡萄糖的比例。低升糖指数饮食简称低 GI 饮食，根据某医学研究证实，血糖系数高低与胰岛素分泌多寡有很大的关系，升糖指数高的食物容易使血中胰岛素快速上升。低 GI 饮食有以下三点好处：

☐ 低 GI 饮食有助于血糖浓度较少上升，利于糖尿病患者的血糖控制。

☐ 低 GI 饮食有助于控制体重与降低血脂。

☐ 低 GI 饮食可以减少身体对胰岛素的抗性。

所以，糖尿病患者要维持血糖的稳定，选择低 GI 饮食是非常适合的。那么如何判别 GI 值的高低呢？

☐ 含膳食纤维越多的食物通常 GI 值较低，如糙米比菠萝面包的 GI 值低。

☐ 以水果为例，越成熟者 GI 值越高，像是香蕉与芒果在成熟前后几乎差了 20~30 的 GI 值。

☐ 食物的结实程度也会影响 GI 值，例如意大利面制作的过程会使面条质地紧密，内部淀粉较不容易被消化，所以意大利面的 GI 值会比面线低。

☐ 通常越酸的食物 GI 值越低，像是柠檬的 GI 值。

但食物种类那么多，要怎么判断 GI 值呢？一般而言，数值为 55 以下的食品为低 GI 值食品，55~70 的为中 GI 值食品，而 70 以上的为高 GI 值食品。

高 GI 值	中 GI 值	低 GI 值
葡萄糖	香蕉	脱脂牛奶
甜甜圈	玉米	黄豆
法国面包	蛋糕	苹果
白米	酸奶	葡萄柚
松饼	薏仁	樱桃
蜂蜜	荞麦	猕猴桃
葡萄干	燕麦	红薯
草莓酱	糙米	番茄
炼乳	面线	梨子
马铃薯	黑麦面包	菠菜
巧克力	白米稀饭	上海青
	南瓜	豌豆苗

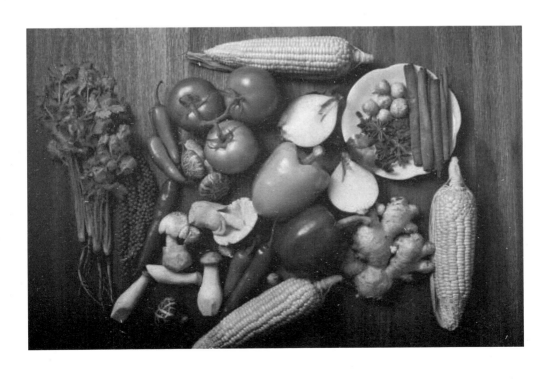

有害的饮食

糖尿病患者与一般人一样要均衡摄取营养，所以对糖尿病患者有害的饮食，通常也是对大众有害的饮食。

勿上了"甜蜜"陷阱

近年来，加工食品太多，市面上的零食、饮料都令人不知不觉中摄入过多的糖分及热量。而罐装糖果、经包装的果汁、巧克力等含有精制糖的食物，食用后都容易增加血糖浓度。还有上班族常常饭后一杯珍珠奶茶、可乐，这些都是促使血糖上升的杀手。另外，提拉米苏、乳酪蛋糕、松饼、月饼等食物还是少碰为妙。

高盐及腌制食物

大家都知道太咸的食物是高血压、肾脏疾病等的禁忌，而高血压、肾脏疾病和糖尿病也密切相关，不只高盐对糖尿病不好，烹调时也不宜放太多调味料，所以应尽量少放盐、味精、酱油、辣椒酱、沙茶酱、豆瓣酱、沙拉酱、番茄酱等调味料。而一些罐头食品、酱瓜、面筋、鱼松、豆腐乳或是腌制泡菜、榨菜、腊肉中亦含大量的盐，也不宜过量。

油炸、油煎、油酥、高脂肪食物

这些通常都是高热量，且多数含有大量饱和脂肪的食物。如盐酥鸡、炸鸡排、臭豆腐、油煎肉圆、油豆腐、葱油饼、油酥面包、肥猪肉、奶油等高温油炸的食物，容易癌化，多摄取的脂肪会增高糖尿病患动脉硬化、心肌梗死、脑卒中等心血管疾病的概率，而体重过重的成年型糖尿病患更应控制热量来达到理想体重。

油炸的高胆固醇食物

一般人都知道高胆固醇的食物容易引发高血脂，高血脂是高血压、动脉硬化、糖尿病的元凶之一。但适量摄取是可以的，并非含胆固醇的食物都要禁食。

红绿灯蔬果

"天天五蔬果"的口号，在养生意识抬头的今日，似乎仍持续热潮不退。每天吃蔬菜水果，除了是防癌的最佳帮手，也是预防慢性疾病的天然妙方。糖尿病患者也可以吃蔬果来控制血糖，但除了不能吃含糖量太高的水果，经过加工的蔬果也应列为禁区喔！

红灯区蔬菜

列为红灯区的蔬菜，糖尿病患者最好忌食，若要吃，也千万要非常少量。这类蔬菜像是腌制品，如酱菜、酱瓜、泡菜、咸菜、菜脯、榨菜、加工黄萝卜和油炸蔬菜。

红灯区水果

列为红灯区的水果，糖尿病患者最好忌食，这些含糖量高的水果容易使血糖浓度上升。而一些加工过的水果，更是别碰为上策，像是桂圆干、荔枝、甘蔗、蜜枣、葡萄干、菠萝罐头、蜜饯、含糖的水果干（如芒果干）、油炸水果片、草莓酱等。

绿灯区蔬菜

绿灯蔬菜就是 GI 值低，并且含有丰富膳食纤维素及维生素的蔬菜，像是苦瓜、芹菜、黄瓜、菠菜、番茄、上海青、豌豆苗、包菜、莴苣、花椰菜、芦笋、苜蓿芽、紫包菜、竹笋、白萝卜、青椒、筒蒿等。

绿灯区水果

绿灯区水果就是 GI 值低，并且含有丰富膳食纤维素及维生素的水果，像是葡萄柚、柠檬、猕猴桃、水梨、番石榴、柳橙、樱桃、苹果、葡萄、草莓、新鲜蔓越莓、木瓜、草莓等。

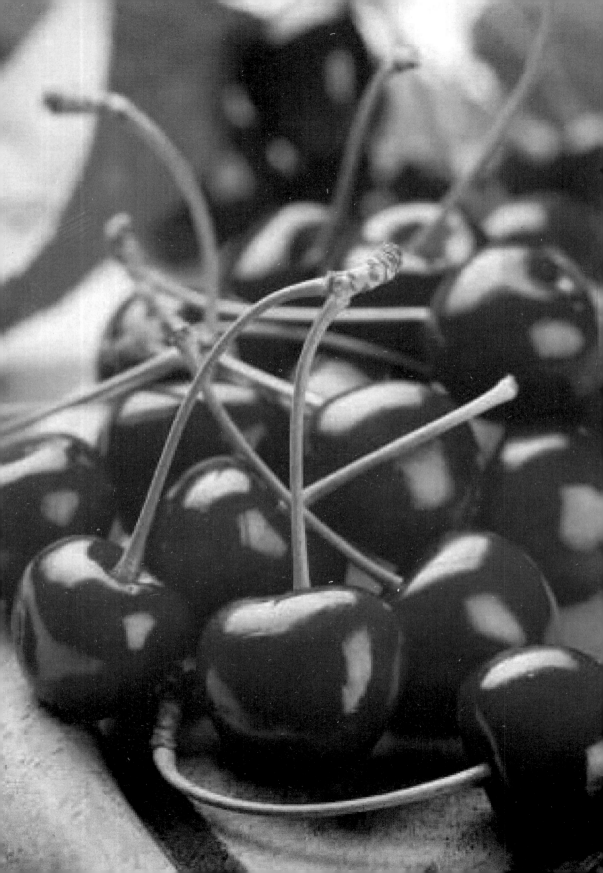

糖尿病的问与答

　　近年来，糖尿病有逐渐年轻化的趋势。糖尿病本身并不可怕，可怕的是民众对糖尿病产生的迷思与误解。一旦有高血糖或罹患糖尿病，若能有正确的预防与治疗糖尿病的常识，彻底破除糖尿病迷思，才能长保身体健康。

甜食吃多会得糖尿病?

很多人对糖尿病有误解,以为糖尿病是吃太甜所以才得的。事实上,糖吃得多不一定会得糖尿病,也不是因为少吃糖就不会得糖尿病。在医学概念里,"糖"是指碳水化合物,包括多糖(如淀粉类)、单糖(葡萄糖、果糖)和双糖(蔗糖)等。而老百姓平时说的"糖",指的是单糖或双糖。

如果按医学里所说的"糖"是多糖类碳水化合物,多吃是不会引起糖尿病的。糖尿病的发生往往是许多原因造成的,除了遗传之外,最容易罹患糖尿病的莫过于肥胖与生活习惯或饮食习惯不良的人了,尤其不良的生活与饮食习惯就是糖尿病的致病元凶。所以糖吃得多与糖尿病并无直接关联,但是一旦罹患糖尿病,就要控制吃甜食,所以糖尿病患者的确不能吃得太甜,因为甜食会使得血糖浓度上升,不利于血糖控制。此外,糖尿病除了不能吃太甜之外,平常食物的选择也非常重要,吃得太油、太咸、太辣都不利于血糖的控制。

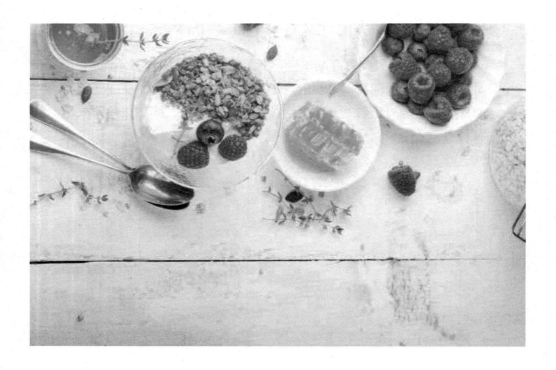

糖尿病只是老人的专利？

如果你还在认为糖尿病是老年人的专利，那就落伍了。根据资料统计，45 岁以下罹患糖尿病的人数在节节上升，而且临床上发现，不少家族史病人在小时候就因为过度肥胖而罹患糖尿病。

现代人因学业、工作压力、饮食不定且缺乏运动而有了将军肚、蝴蝶袖，常因此造成肥胖，而伴随肥胖而来的高血压、高血脂、高血糖，就演变成为糖尿病高危险人群，所以不要以为年轻就是本钱，糖尿病不会上身。年轻人尤其容易罹患第 1 型糖尿病，因自体免疫系统问题而无法制造胰岛素。由于近年来饮食西化，加上文明进步，大多人都缺乏运动，很多青少年成了宅男与"面龟族"，所以近年来罹患第 2 型糖尿病的人口也节节上升了。况

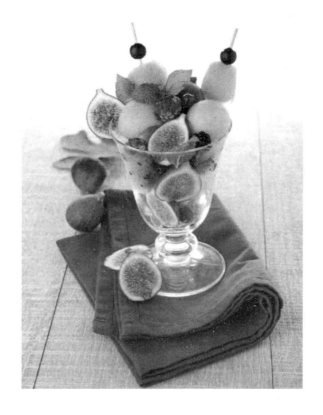

且年轻人多数不认为自己会罹患糖尿病，往往轻忽糖尿病警讯，等发现不对劲就医，大多已拖延一段时间，情况变得更为棘手。相较之下，有些壮年、年长族群是在健检过程中发现血糖偏高，这些人在早期就发现问题，且很重视健康，愿意配合改变饮食、生活习惯，因此血糖就会比较稳定。

孕妇也会得糖尿病吗？

女性受孕与糖尿病可分成两类：一类是妊娠型糖尿病，是指受孕期间第一次被发现罹患糖尿病或第一次发病；另一类型是指原本在受孕前就已经罹患糖尿病了，这种类型称为"糖尿病孕妇"。如果在受孕前病史就超过 10 年、年龄超过 35 岁、病情没有达到理想控制者不宜怀孕。

妊娠期糖尿病是妊娠期最常见的合并症之一，世界卫生组织（WHO）将该病列

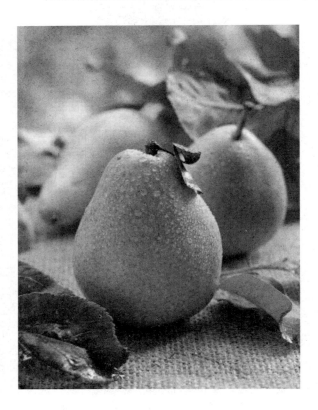

为糖尿病的一个独立类型。近年来，随着国内逐渐重视孕期糖尿病筛查，该病检出率明显提高。

妊娠糖尿病是因为胎盘会释放出大量胎盘素，而这些荷尔蒙会减弱胰脏分泌胰岛素的能力。孕妇对胰岛素的需求会增加，如果母体的胰脏还能补充缺乏的胰岛素，就一切正常，但若是胰岛素不足时，就会出现高血糖而导致得糖尿病的危机。

所以建议受孕妇女在受孕 24~28 周时，可以做初步的糖尿病筛检。如果在受孕期间发生血糖过高的状况，除了需要控制血糖之外，还要注射胰岛素。

受孕期间血糖控制良好，生产过后大多数人不需要再注射胰岛素，但是还是需注意日常生活的保健，像是定期运动、正常的饮食习惯等。

我没有三多症状，所以不需要做血糖检测？

血糖监测也就是对于血糖值的定期检查，实施血糖监测可以更好地掌控糖尿病患者的血糖变化，对生活规律、运动、饮食以及合理用药都具有重要的指导意义，并可以帮助患者随时发现问题，及时到医院就医。

通常第 2 型糖尿病是没有什么症状的，初期除了靠血糖监测，发现血糖已经到了临界点之外，身体并没有任何损伤，所以无法感觉到任何症状。如果开始有吃多、喝多、尿多三种症状时，通常糖尿病已经进行到某种程度了。如果又伴随视力模糊、伤口不易愈合、手脚发冷、皮肤痒，糖尿病已经是处于较严重的状态了。

所以，建议家族中曾有人罹患糖尿病、肥胖、年龄大于 45 岁，或是有高血压、高血脂的人，一定要抽空去医院做血糖检测。如果是年轻而过于肥胖者，或是曾经在受孕期间得过糖尿病者，更要定期去做血糖检测，平时也应该做好日常生活保健。

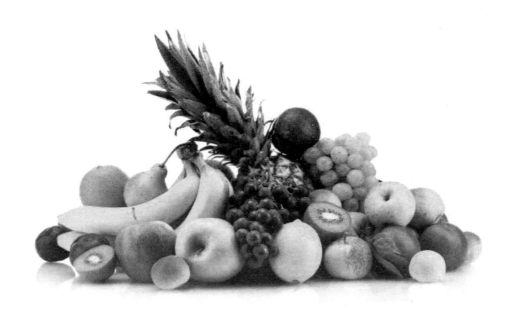

糖尿病患者要做好哪些日常护理？

糖尿病患者的血糖值偏高，免疫系统就变弱，而无法抵抗外部入侵的病原体，病原体会从蛀牙、牙周病、刺伤、割伤等地方入侵，所以皮肤、泌尿道、口腔都要小心预防感染。此外，罹患糖尿病也会导致血液循环不良，血液功能一旦变差，伤口就更加不容易愈合。如此一来，再小的伤口都要小心注意，以免恶化。伤口严重

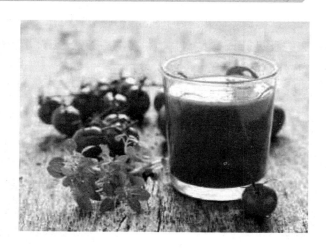

的话，还可能产生坏疽，坏疽范围小的话可以用外科手术切除，但如果范围很大的话，可能得面临截肢的命运，所以糖尿病患者平时一定要做好日常护理。日常护理首先要注意以下几个原则：

☐ 定期检测血糖，并控制好血糖。

☐ 注意皮肤的清洁与干燥。

☐ 即使一点儿小伤也要彻底照护到痊愈为止。

☐ 不要用尖指甲去抓皮肤。

☐ 即使有一些轻微的症状都要小心注意。

☐ 要常常漱口，并用软毛牙刷刷牙。

☐ 不要憋尿。

☐ 多喝水，每天喝足 2000 ml 以上。

☐ 避免久站久坐或跷二郎腿，以免压迫下肢而影响血液循环。

☐ 戒烟酒。

糖尿病患者要吃哪些健康食品？

除了良好的饮食习惯以及定期运动之外，也可以定时补充一些健康食品，但是要注意健康食品无法取代药物进行疾病治疗，只能起到辅助治疗的作用。到底哪些健康食品对糖尿病患者有益呢？

鱼油

鱼油是鱼体内的全部油类物质的总称。鱼油含有丰富的 EPA 与 DHA，大多都是从寒带深海鱼的身上萃取而来，如鲑鱼、鲔鱼、鳕鱼、沙丁鱼等。鱼油中的 ω-3 脂肪酸普遍被认为是多元不饱和脂肪酸，可以降低胆固醇，减少动脉硬化及高血压发生的概率，而且鱼油具有强化胰岛素功能的作用，有助于控制血糖。需注意的是鱼油很容易氧化，平时应置于干燥阴凉处，而开封后的鱼油最好放在冰箱中保存。

螺旋藻

螺旋藻英文为"spirulina"，来自于拉丁文，意思是"弯曲"、"螺旋"，本身颜色为蓝绿色，因此又叫作"蓝绿藻"。螺旋藻能提高免疫力，维持血液中的酸碱平衡，并提高新陈代谢，同时还能保护肝脏，以及预防心血管疾病。

螺旋藻所含的大量膳食纤维素能降低油脂吸收，促进肠胃蠕动，帮助控制血糖、体重。需特别注意的是，甲状腺功能亢进、对海藻或海鲜严重过敏的人不宜食用。

无糖健康醋

人们使用醋来抗菌养生已流传几千年，时至今日，醋已经成为健康食品中的宠儿。醋不但可以促进新陈代谢、排除体内废物、净化血液、平衡体内酸碱值，还能预防心脏病、高血压。一项研究数据显示，饮用醋之后，血糖值比饮用醋之前平均降了10％。所以醋对降低血糖具有良好的功效，也广泛用于瘦身美容。

绿茶粉

绿茶中的儿茶素、叶绿素有助于调节体内酸碱平衡，可以提高新陈代谢，加速热量消耗，而且具有分解脂肪的作用，其中的酚类化合物更可以抑制癌细胞生长。医学研究显示，绿茶中的膳食纤维素可以干扰葡萄糖的吸收，而且儿茶素可以加强胰岛素功能，延缓饭后血糖上升的速度。

啤酒酵母

啤酒酵母是在酿造啤酒时所产生的副产品，富含 β - 葡萄聚糖膳食纤维素，可以促进肠胃蠕动，使排便顺畅，还可以缩短食物通过小肠的时间，因而减少热量的吸收。而且啤酒酵母中的膳食纤维可与胆固醇结合排出，因此具有降低胆固醇的作用。

啤酒酵母含有的铬元素可以提高细胞对胰岛素的敏感度，控制血液中的血糖含量，让血糖维持较长时间的稳定，也有助于协助代谢脂肪的功能，但需注意有高尿酸或痛风患者不宜食用啤酒酵母。

红曲

红曲就是俗称的红糟，可产生色素，使食物呈现红色，是流传数千年的传统食材，而且被中医认为是极珍贵的保健补品。

红曲对人体的好处不断被学者发现，含有许多具有降血压、降血糖、降胆固醇、抗氧化等保健功效的成分。目前，越来越多的产品都添加红曲，除了红糟肉、红糟豆腐、市售的红曲胶囊，通过检验的健康食品都可选择食用。

月见草油

月见草油是美洲印第安人常用来治皮肤病的灵药，因为它的花只在晚上盛开，所以又称为"夜樱草"。月见草油含有大量的 γ - 亚麻油酸（Gamma-Linolenic Acid，GLA），其中 90% 为多元不饱和脂肪酸，月见草油中的 GLA 成分可直接提供人体所需的必需脂肪酸。在饮食中补充月见草油，可协助糖尿病患者控制一些神经病变、视网膜病变、心血管病变等并发症的发生。

银杏

　　银杏，大约在一亿多年前的侏罗纪后期，广泛分布于地球上，而中国人服用银杏的历史也已超过五万年。自古以来，银杏就被认为可益脑、治疗咳嗽等，而银杏的果实"白果"也广泛运用在药膳中，可美容养颜。

　　银杏的最主要有效成分是从叶子中萃取的。银杏含有一种"银杏黄酮素"，是非常强的抗氧化剂，可以预防血管内低密度脂蛋白（坏的胆固醇）的氧化作用，预防血管阻塞，更可以延缓糖尿病的恶化，预防糖尿病所引起的并发症，如视网膜病变。

葡萄籽

　　葡萄籽内含原花青素（OPC），是一种抗氧化剂，可以有效打击"万病之源"——自由基。葡萄籽功效颇多，不仅可以抑制癌细胞生长，也可以抑制血液中坏的胆固醇（低密度脂蛋白）的氧化作用，预防动脉硬化。而研究显示，糖尿病患者体内的自由基浓度都偏高，所以葡萄籽也适合糖尿病患者。而且葡萄籽具有抗老化的功效，也很适合爱美女性和老年人食用。

蜂胶

　　蜂胶所含的丰富黄酮素具有抗氧化及增强免疫力的功效。此外，蜂胶还含有极具生理活性的酵素、氨基酸及维生素等。在欧洲各国，蜂胶已是家庭必备的保健食品。蜂胶也可以说是一种天然的抗生素，可以抑制微生物生长，最适合体质虚弱、免疫力差的人。而且蜂胶中含有多种活性酶，可以帮助修复胰脏功能，其黄酮类、帖烯类物质有助于糖尿病患者抑制血糖上升。

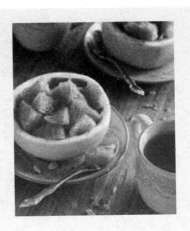

糖尿病患者能吃水果吗？

水果含有丰富的膳食纤维、矿物质、维生素，这些都是维持身体健康的有益成分。但是水果中还含有较高的葡萄糖及果糖，容易消化和吸收，食用后容易使血糖迅速上升，较不利于重症糖尿病患者的血糖控制。有些人以为较甜的水果就不能吃，较酸或不甜的水果就可以无限制地吃，其实不甜的水果依然含有碳水化合物，所以不应以甜度来判断水果的可食性。

糖尿病患者各种水果都可以吃，但是要限量食用，一份水果中含有碳水化合物15 g、热量60 kcal，像是一个橙子和两个莲雾可以互相取代，半个番石榴和23颗圣女果可以互相取代。

不过，建议食用水果还是多选择含糖量较低的，像是苹果、梨子、葡萄柚、草莓等，而香蕉、荔枝、芒果等含糖量高，应少食用。

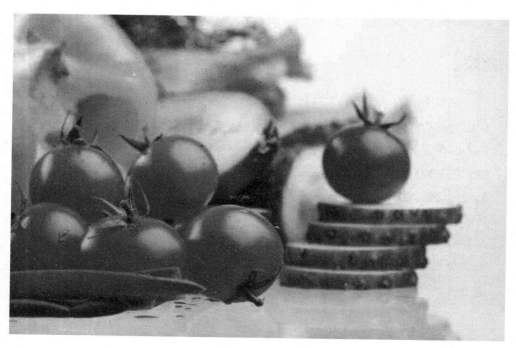

注：1 kcal = 4.184 kJ

糖尿病不能吃糖？

一般含糖食物很容易造成血糖浓度升高，但是只要血糖与饮食控制得好，在糖类计算正确与分量控制良好的原则下，可以适量食用一些含糖食物。

糖尿病患者要做好足部护理

1. 糖尿病患者要随时检查脚部有没有受伤，或有没有红肿压迫的情形。
2. 一定要选择柔软舒适、大小适中的鞋子。
3. 穿鞋前一定要穿袜，以吸汗、透气为原则。
4. 尽量不要打赤脚，或是穿拖鞋、凉鞋外出。
5. 每天可用温水泡脚 10 min，以促进血液循环，但温度勿太高以免烫伤。

选择健康食品注意事项

1. 健康食品是指具保健功效并标示或广告其食品具该功效的食品。
2. 记得选择通过健康食品认证的食品。

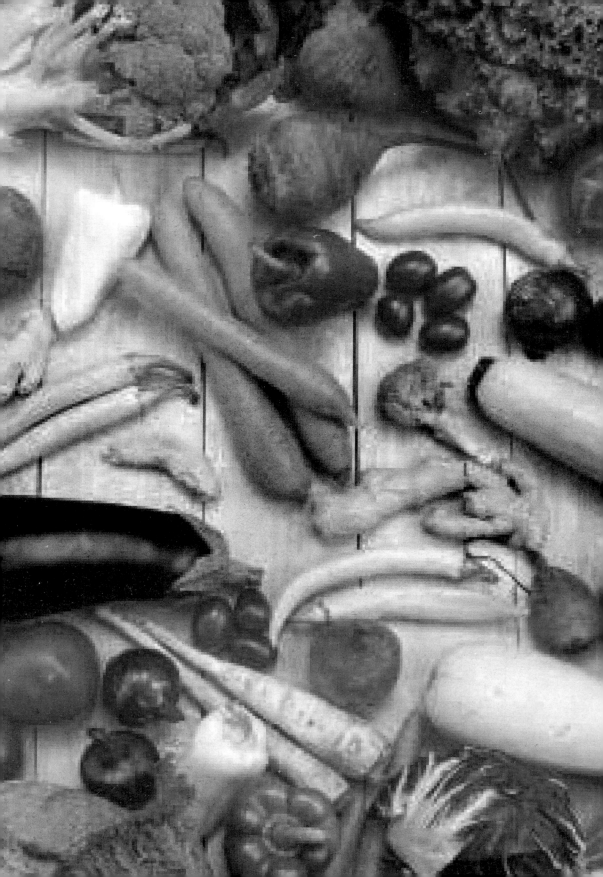

蔬果汁对症的秘密

　　每天清晨起来，空腹喝一杯蔬果汁，可以促进新陈代谢，清除身体内的废物。而且新鲜的蔬果汁含有丰富的纤维素，能够抑制血糖上升，改善便秘，维持苗条身材。喝蔬果汁时，记得要现榨现喝，以不过滤纤维为佳。从现在起，为健康打底，就从每天为自己、为家人亲手制作一杯蔬果汁开始。

蔬果汁的健康功效

天然蔬果汁除了含有丰富的维生素、矿物质、膳食纤维外，近年来，科学家还研究出一种新兴的元素——植物化学物质，简称"植化素"，如类胡萝卜素、叶黄素、花青素、茄红素、杨梅素、鞣花酸等。这些植化素可以促进新陈代谢、降血脂、降血糖、预防癌症等，所以一天一杯蔬果汁，不仅可以补充维生素，还可以预防慢性疾病，并且充分享用蔬果的美味。

功效 1：补充三餐之外的营养素

现代人工作忙碌，常常三餐就在外面解决，很容易摄取过多的油脂，蔬果明显摄取不足。每天打一杯蔬果汁，营养又方便，而且平时我们摄取的蔬菜很容易在烹调中破坏维生素，蔬菜和水果生食可以保护酵素、维生素及膳食纤维，运用多种蔬果打成汁，巧妙搭配，可以摄取天然的营养素，让人保持充沛的活力。

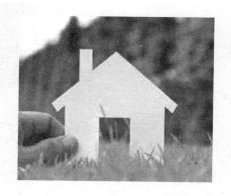

功效 2：美容又瘦身

蔬果汁中含有丰富的维生素及植化素，如柠檬、草莓、樱桃、番茄、大白菜、小黄瓜、胡萝卜、芹菜等蔬果不仅可以美容养颜，还可以清除体内的毒素，避免脂肪的堆积，让人维持苗条的身材。

功效 3：可以预防慢性疾病

蔬果汁中含有蔬菜与水果的多种营养素，如维生素 A、B、C、D、E 群等。尤其蔬果中的植化素具有多种功效，如叶绿素可以抗氧化、预防老化，异黄酮素可以预防心血管疾病，茄红素可以抗癌，杨梅素可以降低血糖。而且美味的蔬果汁有助于放松身心，纾解压力，增强免疫力，可改善心理与生理上的疾病。

功效 4：维持血液酸碱平衡

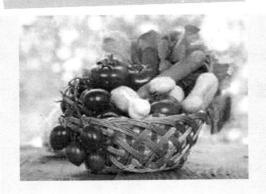

现代养生意识抬头，大多数人开始重视血液酸碱平衡，少吃大鱼大肉已经成为现代人预防疾病的法则。而几乎所有的蔬果都属于碱性食物，刚好可以调整现代人因为饮食及生活习惯不良所造成的体质变酸等问题。体质一酸，不仅免疫力下降、皮肤粗糙，还容易罹患各种疾病，所以每天早晨来一杯蔬果汁，可维持体内的酸碱平衡。

功效 5：新鲜方便，纾解压力的良方

自制蔬果汁，不但简单又方便，而且可以依自己的喜好，调出新鲜又美味的果汁，不必担心有添加人工香料的问题。现代人压力大，罹患忧郁症的人很多，蔬果中的B族维生素及维生素C可以稳定激动的情绪，

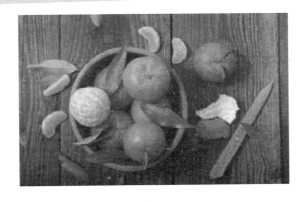

绿色蔬菜中的钙是天然的神经稳定剂，可以改善易怒、舒缓情绪。

制作蔬果汁的小贴士

制作一杯新鲜可口的蔬果汁其实非常简单方便，但是如果能遵循以下的小 tips，不仅能增加蔬果汁的风味，也能保有蔬果的新鲜营养。

tips1：选择优质的有机蔬果

蔬果汁都是生食，所以最好选择没有经过农药污染的有机蔬果。

tips2：蔬果一定要彻底清洗干净

蔬果一定要正确清洗，才能将农药与灰尘清洗干净。可先用流动的水、柔软的海绵或软毛牙刷清洗表面，再浸泡 10~20 min。叶菜类要剥开清洗，有果蒂的蔬果较易沉积农药，应加强清洗。苹果的外皮含有丰富的膳食纤维，如果吃苹果时不想削皮，却担心残留水蜡，可在清洗后用刀将水蜡刮除。

tips3：谨记蔬果削切原则

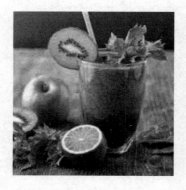

水果类需先削皮（如苹果、梨），再用十字切法先切对半，并将蒂头与尾端、果核去除，再切成适当大小。如果是硬皮瓜果类（如西瓜、菠萝、牛油果）可先去蒂，再切半、去籽，再切对半，再对半，再用刀贴着皮，沿着果肉边缘，去皮取果肉，再分切成适当大小。如果是软皮瓜果类，如木瓜，可以先去皮，再切对半，去籽，再切成适当大小。如果是叶菜类，可以切成等量的段状；如果是根茎类，如胡萝卜、牛蒡，可以先削皮，再切块或切条。

tips4：蔬菜、水果巧妙搭配

将不同的蔬菜、水果一起搭配，可以充分摄取到维生素 A、C、D 和 B 族维生素。此外，还能摄取到丰富的矿物质及膳食纤维，如芹菜与葡萄、包菜与菠萝、芦笋与猕猴桃等，让风味及营养都加分。

tips5：巧妙搭配蔬果颜色

可以选用同色系的蔬果，像是胡萝卜与番茄、芦笋与苦瓜，或是用相近色系的蔬果，像是蔓越莓与葡萄，或是不同色系，像是花椰菜与橙子，或是单一色系，这样就可以制作出红色系、透明色系、紫色系、绿色系、黄色系等缤纷多彩且不同层次的果菜汁，不仅给视觉、味觉双重飨宴，也能摄取更多的营养与膳食纤维。

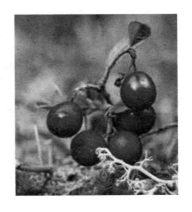

tips6：添加五谷杂粮及辅助食材

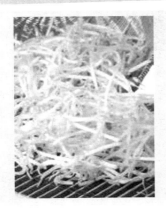

五谷杂粮里如核桃、杏仁、薏仁、芝麻、黑豆、红豆等，这些食材多含有丰富的维生素 B 群以及矿物质、纤维素。添加五谷杂粮不只增添风味，更是糖尿病患者控制血糖的好帮手。另外，低脂酸奶、无糖豆浆，还有无糖茶饮，都是糖尿病患者很适合喝的饮料。如果要添加甜味，建议用热量低、最适合糖尿病患者控制体重的代糖。如果要制作茶饮，以新鲜的甜菊叶最适合。

tips7：尽量缩短制作时间

制作蔬果汁时，时间越长，蔬果汁的营养素越容易流失，尤其当蔬果放入果汁机中，只要看到蔬果的颗粒变细了、均匀了，就可以马上倒出，保留新鲜及营养。

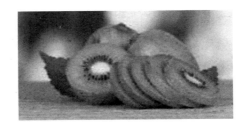

tips8：榨完尽速饮用

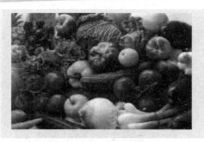

买回来的蔬果最好现榨，榨完以后里面含有的丰富营养素可能会随着时间、温度的变化慢慢流失，所以最好能在 20 min 以内饮用完毕。

tips9：蔬果渣也一起饮用

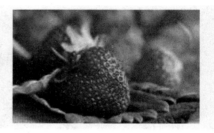

制作蔬果汁里面的果渣，千万不要因为它看起来颗粒粗、不好看就丢弃不喝，因为它里面丰富的膳食纤维可以清肠排毒、预防便秘，延缓血糖上升，所以最好连果渣一起饮用。

tips10：天天喝，可以改善体质

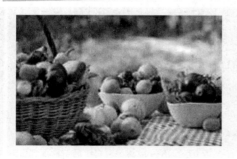

蔬果汁里面丰富的营养与膳食纤维，可以改善现代人因为长期外食导致蔬果摄取不足，也可以改善糖尿病患者血糖上升的浓度。只要制作方法正确，每天清晨起床后喝一杯，就可以增强身体的免疫能力，让疾病不上身。

制作蔬果汁的小工具

果汁机

　　果汁机的速度分为强、中、弱三级。近年来越来越重视膳食纤维的价值，有时需要打果皮、谷类、坚果类，所以最好选择马力超强、能瞬间搅细、保持蔬果新鲜营养的果汁机。此外，要选择好拆洗、易更换的果汁机。

　　果菜榨汁机：和一般果汁机最大的不同点在于果菜榨汁机能将果汁和果渣分离，可以制作出口感较绵密的果菜汁。像是芦笋、苦瓜、苹果等，适合用果菜榨汁机来榨果菜汁。

自动榨汁机

　　只要将水果剖半，放在机器上左右转动，就能挤出汁液，适用于葡萄柚、橙子及柠檬之类的水果。

挖球器

　　挖瓜类果肉用的挖刀，可方便将西瓜、哈密瓜等硬皮瓜类的果肉等量挖出。

削皮器

　　削皮器可以削除一般薄皮水果的果皮，像是梨子、苹果、猕猴桃等。

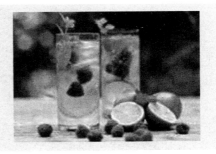

　　长柄菜刀、水果刀：长柄菜刀适合切体积较大的蔬果，像是西瓜、菠萝、苦瓜；水果刀适合体积中、小型的水果，如苹果、梨子、番石榴等。

砧板

　　选择一个专门切蔬果的砧板，不要与切肉类的混用。

量杯：

一般是有刻度计量的杯子，可以用来度量果汁容量，常用容量为 1 杯 240 ml。

量匙：

一组有 4 支，共分为 1 大匙、1 小匙、1/2 小匙、1/4 小匙。

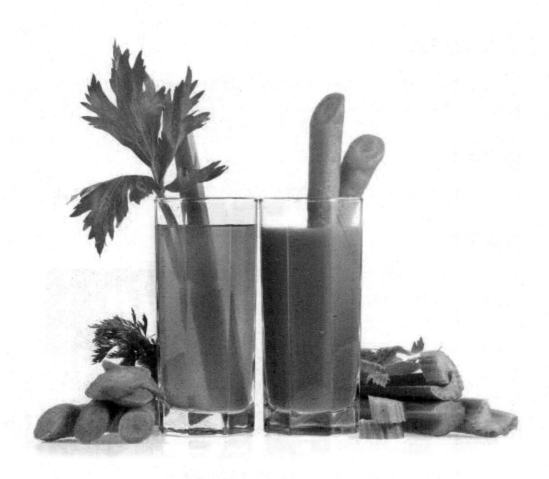

如何选购新鲜的蔬菜水果？

1. 购买当季的蔬果

一般说来，当季的蔬果不仅新鲜、便宜、营养价值高，而且农药残存问题少。

2. 选购蔬果时宜采多元化、分散购买

蔬果的运销途径非常复杂，如果长期选购来自同一菜园的蔬果，而这个菜园的农药残留特别严重，便有可能吃进较多的农药，而且持续累积在体内。因此不妨常常更换摊位，除非你已经对这些蔬菜的来源非常熟悉，就可以找有信誉的商家购买。

3. 选择经过认证的有机蔬果

如果想要更确保安全，可以搜寻经过专业机构认证的蔬果供应商。

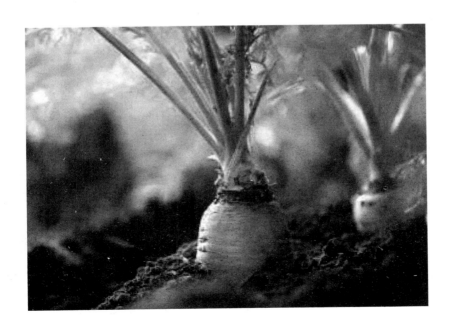

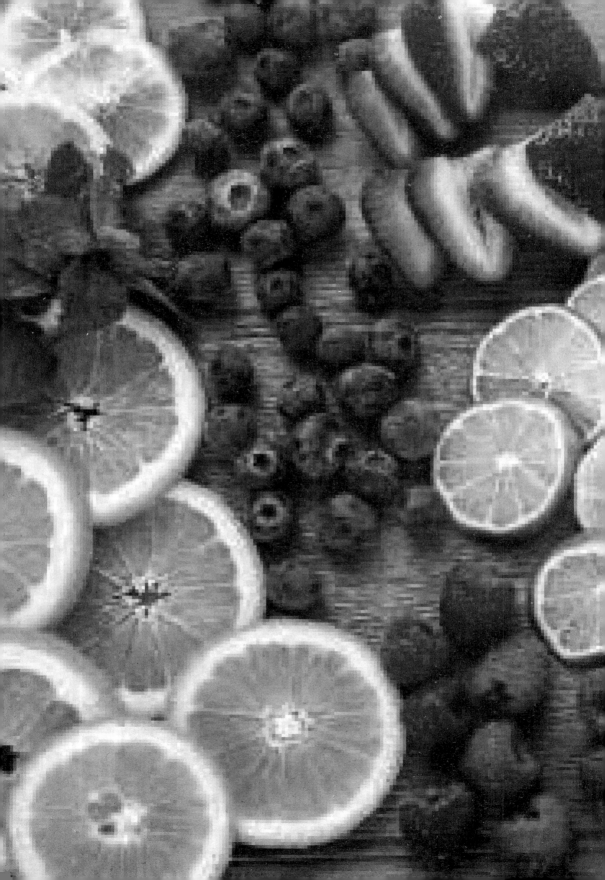

预防糖尿病的蔬果汁

　　蔬菜含有大量的维生素、矿物质，尤其是大量的膳食纤维对控制血糖很有作用。某项研究显示，常吃绿叶蔬菜及十字花科蔬菜的人，罹患糖尿病比例较低。而糖尿病患者无论选用哪一种蔬菜，应该视为辅助治疗，平时一定要接受专业的药物治疗，同时日常生活的保健与运动也是不容忽视的。

白菜

预防糖尿病并发心脑血管疾病

降糖功效

白菜具有通利肠胃、清热解毒、止咳化痰、利尿养胃的功效，是营养极为丰富的蔬菜。白菜所含的粗纤维能促进肠蠕动，稀释肠道毒素，常食可增强人体抗病能力和免疫力，还能降低血压、降低胆固醇，预防糖尿病并发心脑血管疾病。

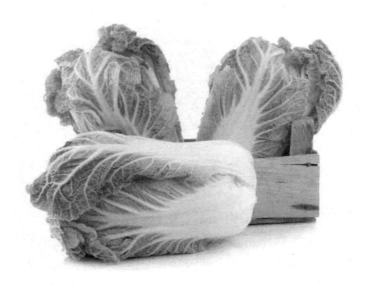

营养成分表

热量	17 kcal
糖类	3 g
膳食纤维	0.9 g
维生素 C	0.031 g
碳水化合物	2.4 g
蛋白质	1.5 g
脂肪	0.1 g
钙	0.05 g

选购方法

选购白菜的时候，要看根部切口是否新鲜水嫩。颜色是翠绿色最好，越黄、越白则越老。

宜忌人群

1. 大白菜特别适宜脾胃不佳、食欲不振、气虚、大小便不利、维生素缺乏者及癌症患者食用。
2. 大白菜性偏寒凉，胃寒腹痛、大便轻泻及寒痢者不可多食。

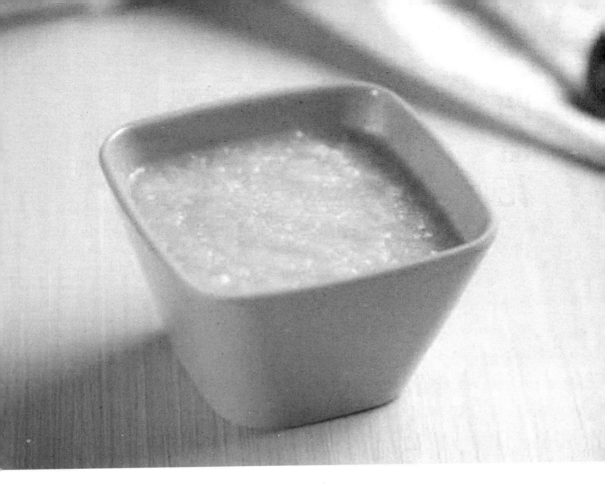

白菜汁

材料

白菜 150 g

水 200 ml

做法

1 白菜洗净，放入沸水锅中，稍煮片刻，捞出，切成小块。

2 在榨汁机中倒入煮好的白菜，加入适量清水，榨成汁即可。

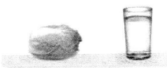

西蓝花

促进胰岛素的分泌和增强其敏感性

降糖功效

西蓝花含有丰富的铬，铬能促进胰岛素的分泌和增强其敏感性，降低糖尿病患者对胰岛素的需求量，有效调节血糖水平。同时，食用西蓝花还可减轻糖尿病患者对药物胰岛素的依赖，适合2型糖尿病患者食用。另外，西蓝花含有的维生素K能维护血管的韧性，使其不易破裂，对预防高血压病、心脏病均有益。

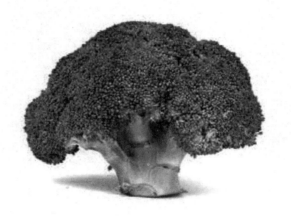

营养成分表

热量	33 kcal
糖类	4.3 g
膳食纤维	1.6 g
维生素 C	0.051 g
碳水化合物	2.7 g
蛋白质	4.1 g
脂肪	0.6 g
钙	0.067 g

选购方法

选购西蓝花以菜株亮丽、花蕾紧密结实的为佳；花球表面无凹凸，整体有隆起感，拿起来没有沉重感的为良品。

宜忌人群

1. 消化不良、食欲不振、大便干结者，以及糖尿病、癌症、肥胖症等患者适宜食用西蓝花。
2. 患有尿路结石者不宜食用西蓝花。

西蓝花苹果柠檬汁

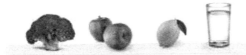

材料

西蓝花 3~4 朵

苹果半个

柠檬汁 1 小匙

水 200 ml

做法

1 西蓝花洗净，分成小朵；苹果洗净，切块。

2 把西蓝花放入沸水中煮熟。

3 将西蓝花和苹果放入果汁机中，加入柠檬汁，加水搅打均匀即可。

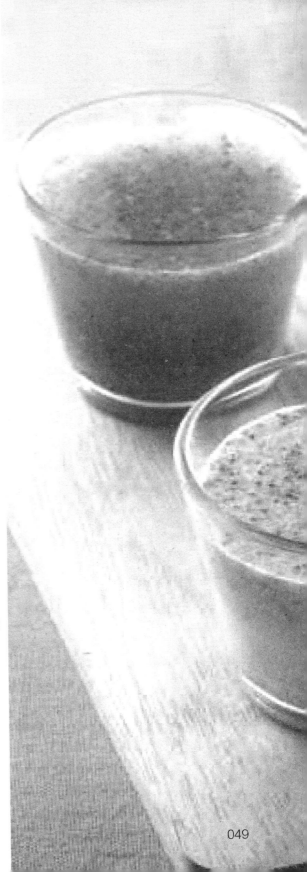

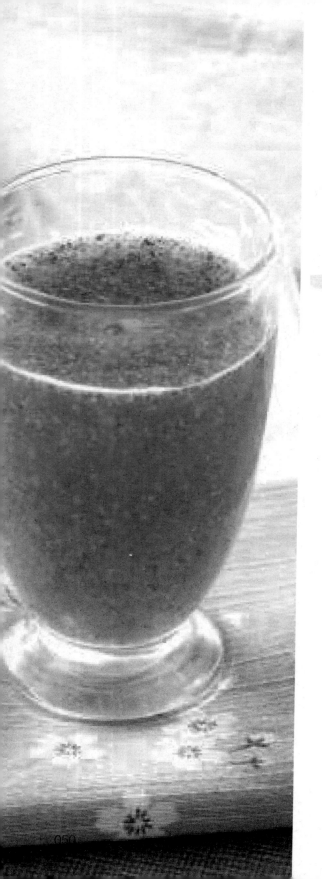

西蓝花柳橙汁

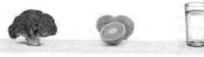

材料

西蓝花 5~6 朵

柳橙半个

水 200 ml

做法

1 西蓝花洗净，分成小朵；柳橙榨汁。

2 将西蓝花煮熟，捞出放入果汁机中，再加入柳橙汁和水搅打即可。

西蓝花菠萝汁

材料

西蓝花 3~4 小朵

菠萝 1/4 个

水 200 ml

做法

1 西蓝花洗净，分成小朵；菠萝切块。

2 将西蓝花煮熟，捞出，和菠萝一起放入果汁机中，加水搅打均匀即可。

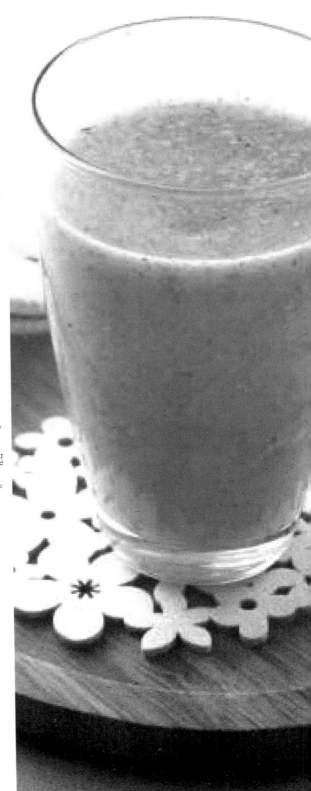

白萝卜

辅助治疗糖尿病及糖尿病并发肥胖症

降糖功效

白萝卜富含香豆酸等活性物质，能够降低血糖、胆固醇，促进脂肪代谢，有利于辅助治疗糖尿病及糖尿病并发肥胖症。白萝卜所含的热量少，膳食纤维含量高，且含有芥子油，糖尿病患者食用后容易产生饱腹感，延缓人体对热量的吸收，预防餐后血糖急剧上升，同时可控制食物过多摄入，保持合理体重。

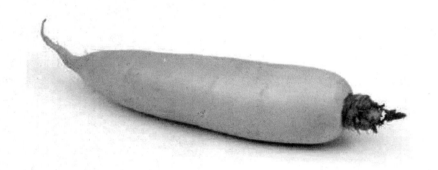

营养成分表

热量	21 kcal
糖类	5 g
膳食纤维	1 g
维生素 C	0.021 g
碳水化合物	4 g
蛋白质	0.9 g
脂肪	0.1 g
钙	0.036 g

选购方法

应选择个体大小均匀、根形圆整者。若白萝卜最前面的须是直直的，大多情况下是新鲜的；反之，如果白萝卜根须部杂乱无章，分叉多，那么就有可能是糠心白萝卜。新鲜白萝卜色泽嫩白，应选择表皮光滑、皮色正常者。

宜忌人群

1.头屑多、头皮痒者，咳嗽者，鼻出血者及糖尿病患者适宜食用白萝卜。

2.阴盛偏寒体质者，脾胃虚寒者，胃及十二指肠溃疡者，慢性胃炎者，先兆流产、子宫脱垂者不宜食用白萝卜。

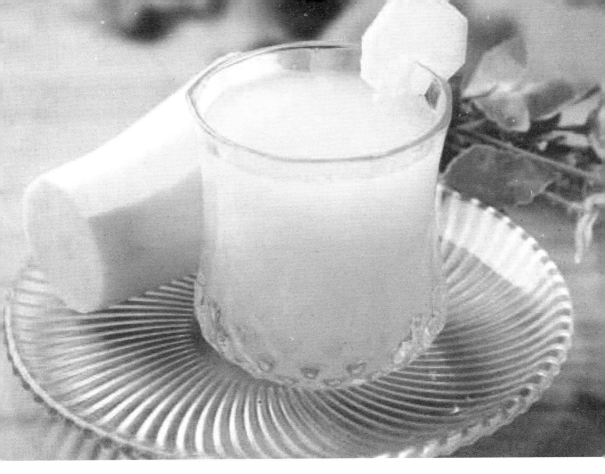

白萝卜汁

材料

白萝卜 400 g

水 200 ml

做法

1 白萝卜去皮切成厚片，再切成条，改切成小块。

2 在榨汁机中倒入切好的白萝卜，再倒入适量清水，榨成汁即可。

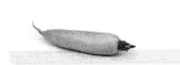

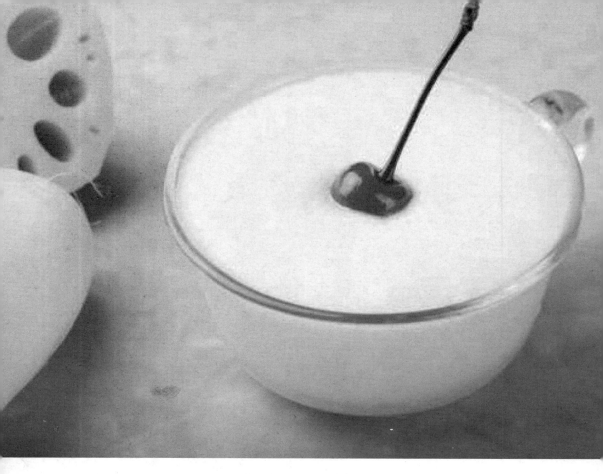

白萝卜莲藕汁

材料

白萝卜 120 g

莲藕 120 g

纯净水 200 ml

做法

1 洗净的莲藕、白萝卜各切厚片，再切成条，改切成丁。

2 将切好的白萝卜、莲藕倒入榨汁机，加入适量纯净水，榨成汁即可。

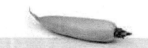
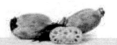

草莓牛奶萝卜汁

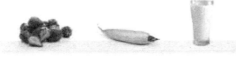

材料

草莓 60 g

白萝卜 80 g

牛奶 100 ml

做法

1 白萝卜洗净，削去皮，切成小块；草莓洗净，摘去蒂。

2 在榨汁机中倒入适量牛奶，再倒入草莓和白萝卜块，榨成汁即可。

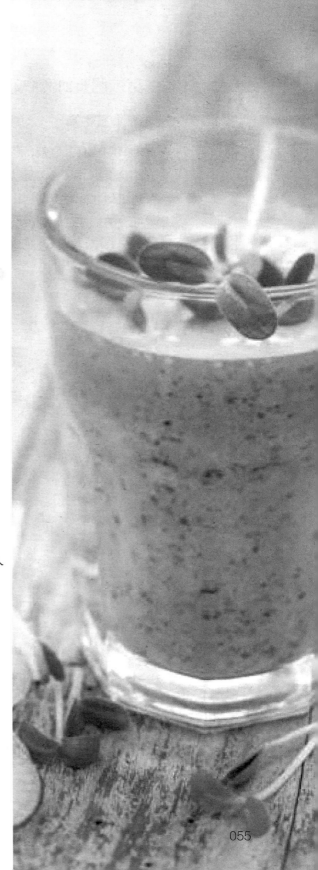

芦笋

有效调节血液中的脂肪和糖分的浓度

降糖功效

芦笋中含有香豆素、薏苡素等能降低血糖的成分。同时，芦笋中铬的含量也很高，铬是胰岛素的辅助因子，可增强胰岛素的效能，促进机体对葡萄糖的利用，改善糖耐量，能有效调节血液中的脂肪和糖分的浓度，起到调节血糖的作用。另外，芦笋的热量低，糖尿病患者食用不会导致血糖急剧波动。

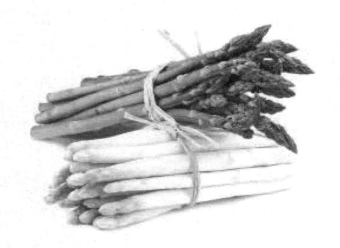

营养成分表

热量	19 kcal
糖类	4.9 g
膳食纤维	0.7 g
维生素 C	0.045 g
碳水化合物	3 g
蛋白质	1.4 g
脂肪	0.1 g
钙	0.01 g

选购方法

一般白芦笋以整体色泽乳白为最佳，绿芦笋的色泽以油亮为佳。新鲜的芦笋有蔬菜的清香味，而受伤的则有腐臭味。

宜忌人群

1. 高血压病、糖尿病、高脂血症、癌症、体质虚弱、气血不足、贫血、肥胖、习惯性便秘、肝功能不全、肾炎水肿等症的患者适宜食用芦笋。
2. 芦笋中的嘌呤含量较高，痛风患者不宜多吃。

芦笋汁

材料

芦笋 200 g

水 200 ml

做法

1 芦笋洗净，放沸水锅中煮熟，捞出，切成小段。

2 将芦笋段放入果汁机中，加水搅打均匀即可。

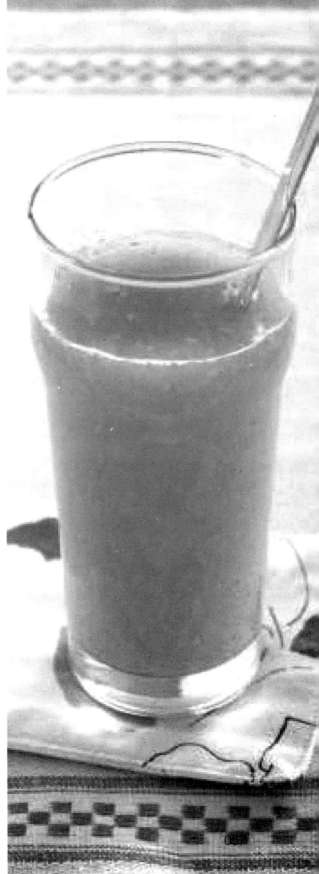

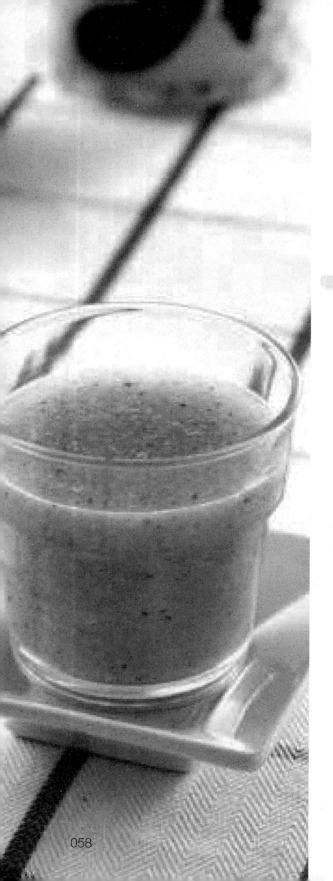

芦笋猕猴桃汁

材料

芦笋 50 g

猕猴桃 50 g

水 200 ml

做法

1 芦笋洗净，切成小段；猕猴桃切块。

2 将芦笋块和猕猴桃块放入果汁机中，加水搅打均匀即可。

芦笋菠萝汁

材料

芦笋 50 g

菠萝半个

水 200 ml

做法

1 蔬果洗净。芦笋切段；菠萝泡过盐水后切块。

2 将芦笋、菠萝放入果汁机中，加水搅打均匀即可。

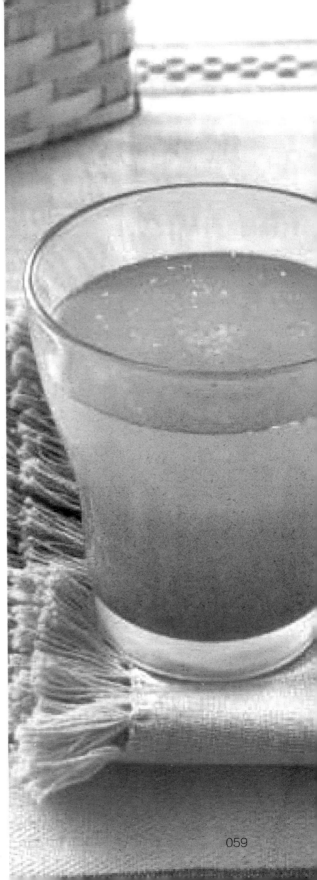

冬瓜

抑制糖类转化为脂肪

降糖功效

冬瓜中含有的丙醇二酸能抑制摄入的糖类转化为脂肪，防止体内脂肪的堆积，预防肥胖，对糖尿病患者有益。同时，冬瓜所含的热量极低，且是高钾低钠的食物，可以减少细胞中钠的含量，降低血压，对预防糖尿病并发高血压有利。另外，冬瓜中的膳食纤维含量较高，能降低体内胆固醇、防止动脉硬化。

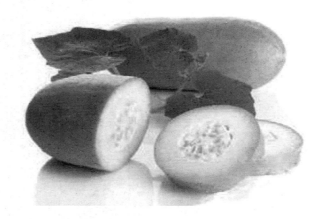

营养成分表

热量	11 kcal
糖类	2.6 g
膳食纤维	0.7 g
维生素 C	0.018 g
碳水化合物	1.9 g
蛋白质	0.4 g
脂肪	0.2 g
钙	0.019 g

选购方法

选购冬瓜时，应选择皮色青绿、带白霜、形状端正、表皮无斑点或外伤，且皮不软、不腐烂者。挑选时可以用指甲掐一下，表皮硬、肉质紧密，种子已经成熟的黄褐色的冬瓜，口感较好。

宜忌人群

1. 心烦气躁、热病口干、烦渴、排尿不利者及高血压、糖尿病、支气管炎、肥胖症患者均宜食用冬瓜。

2. 冬瓜性偏寒，脾胃虚弱、肾脏虚寒、久病滑泄、阳虚肢冷的患者不宜多食。

山药冬瓜玉米汁

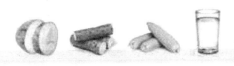

材料

冬瓜 100 g

山药 50 g

玉米粒 30 g

水适量

做法

1 冬瓜、山药分别去皮，切小块；玉米粒洗净。

2 取榨汁机，放入冬瓜、山药和玉米粒，加入适量纯净水，榨成汁即可。

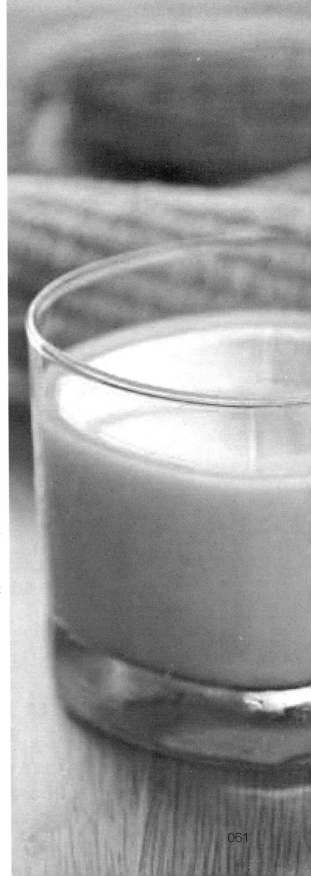

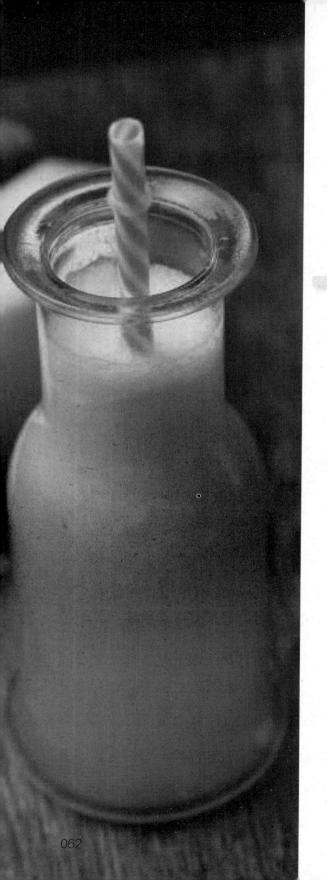

冬瓜菠萝汁

材料

冬瓜 100 g

菠萝 50 g

水 200 ml

做法

1 冬瓜、菠萝各去皮切小块。

2 取榨汁机，放入冬瓜、菠萝，加入适量纯净水，榨成汁即可。

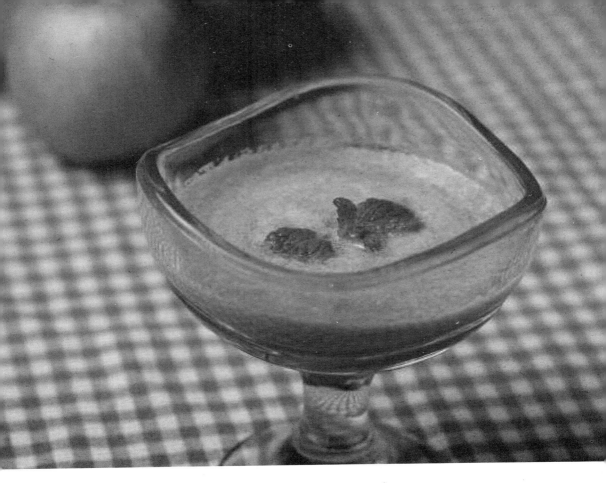

紫薯冬瓜苹果汁

材料

苹果 75 g

冬瓜肉 100 g

紫薯 40 g

水 200 ml

做法

1 洗净的苹果、冬瓜、紫薯洗净去皮，各切成小块。

2 将蔬果放入榨汁机中，加水榨成汁即可。

草莓

降低葡萄糖的吸收速度

降糖功效

草莓中的膳食纤维和果胶能增加人体饱腹感，帮助稳定血糖。草莓中含有丰富的维生素和矿物质，有辅助降低血糖的作用。而且草莓的热量低，食用后不但不会增加胰岛的负担，还可预防餐后血糖迅速上升。草莓还具有生津止渴、利尿等功效。糖尿病患者常食草莓，还能预防心脑血管疾病的发生。

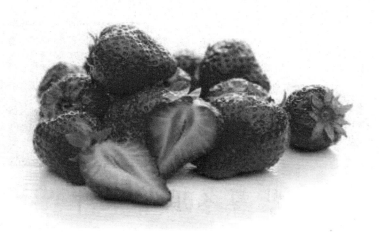

营养成分表

热量	30 kcal
糖类	7.1 g
膳食纤维	1.1 g
维生素 C	0.047 g
碳水化合物	6 g
蛋白质	1 g
脂肪	0.2 g
钙	0.018 g

选购方法

应选硕大坚挺、果形完整、无畸形、外表鲜红发亮及果实无碰伤、冻伤或病虫害的新鲜草莓。

宜忌人群

1. 适宜风热咳嗽、咽喉肿痛、声音嘶哑者，夏季烦热口干者，以及癌症特别是鼻咽癌、肺癌、扁桃体癌、喉癌患者食用。

2. 痰湿内盛、肠滑便泻、尿路结石患者不宜多食。

草莓汁

草莓 200 g

水 200 ml

做法

1 草莓洗净，去蒂。

2 在榨汁机中倒入草莓，加入 200ml
清水，榨约 30 s成蔬果汁。

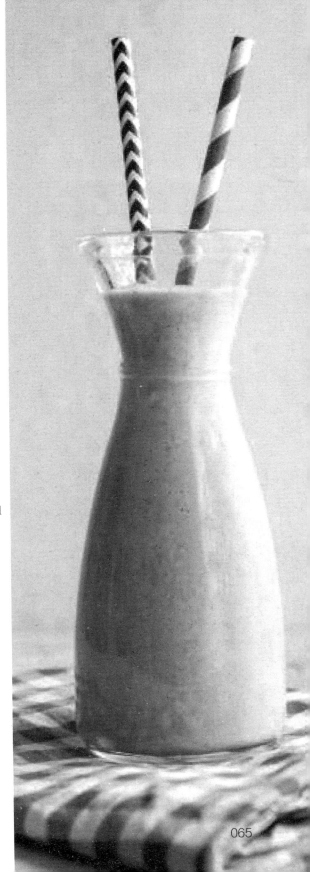

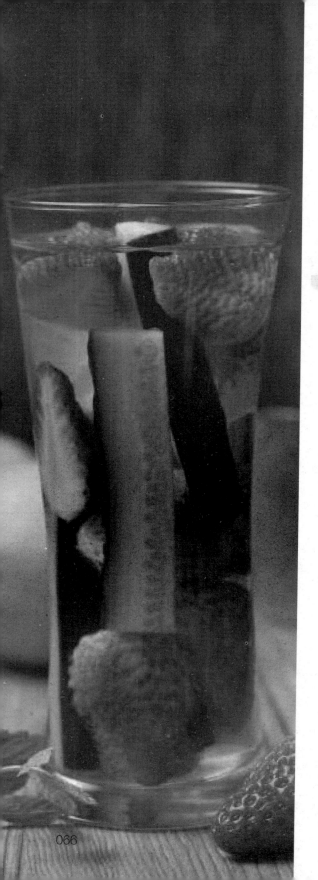

草莓黄瓜汁

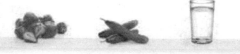

材料

草莓 100 g

黄瓜 100 g

水 200 ml

做法

1 草莓洗净，去蒂；黄瓜洗净，去皮，切小块。

2 把蔬果放入榨汁机中，加入 200 ml 清水，搅打均匀。

草莓牛奶汁

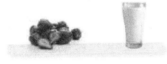

材料

草莓 150 g

牛奶 200 ml

做法

1 将草莓洗净，去蒂。

2 将草莓倒入果汁机中，加入牛奶，
  搅打均匀即可。

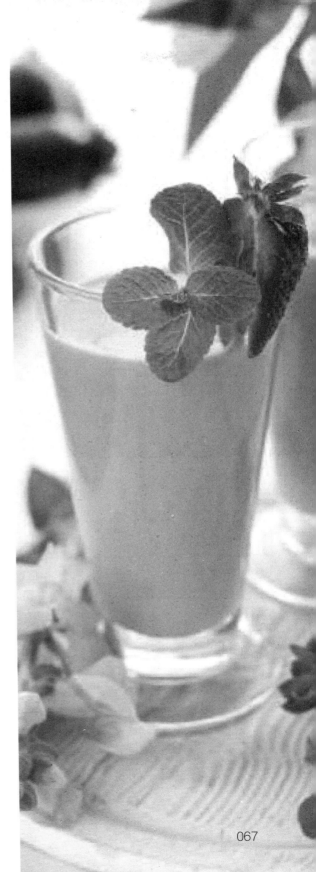

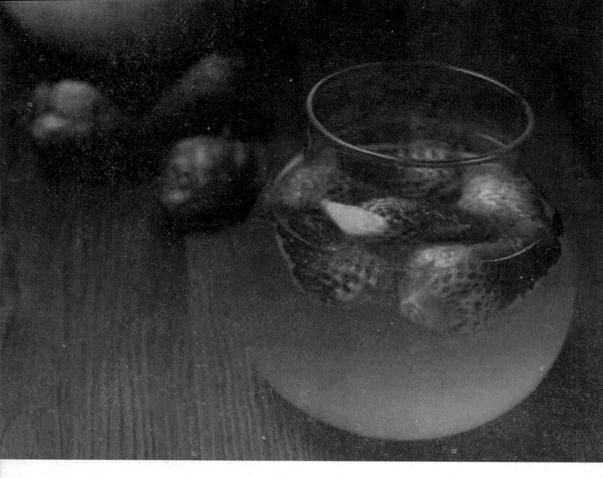

草莓椰子汁

材料

草莓 80 g

椰子水 200 ml

做法

1 将草莓洗净，去蒂。

2 把草莓放进榨汁机中，再加入椰子水，搅打
均匀即可。

香瓜草莓西芹汁

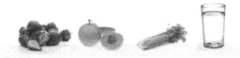

材料

草莓 10 个

香瓜 150 g

西芹 2 根

水 200 ml

做法

1 草莓洗净去蒂；香瓜去皮，切小块；西芹洗净，切成大小适中的段。

2 把草莓、香瓜、西芹倒入榨汁机中，加入清水，搅打均匀即可。

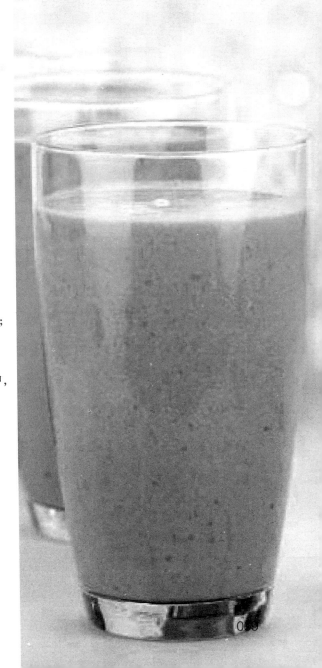

杨桃

典型的低热量食物，可有效降低血糖

降糖功效

杨桃是典型的低热量食物，可有效降低血糖。同时，其含水量多，可除烦解渴，缓解糖尿病患者口干、口渴的症状。

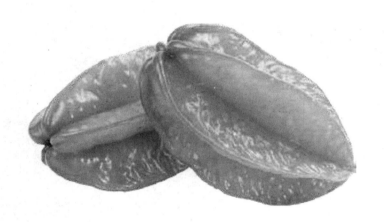

营养成分表

热量	29 kcal
糖类	7.4 g
膳食纤维	1.2 g
维生素 C	0.007 g
碳水化合物	6.2 g
蛋白质	0.6 g
脂肪	0.2 g
钙	0.004 g

选购方法

选购体型饱满、无疤痕的果实。用手把果实的全身摸一遍，看看是不是较硬，如果出现局部或整体较软的情况最好舍弃。挑选杨桃时用手掂一掂，一般越沉的汁越多，味道越好。

宜忌人群

杨桃适合一般人食用，尤其适合患有心血管疾病或肥胖的人食用。杨桃每次不宜多吃，1~2 个为宜。杨桃性寒，凡是脾胃虚寒者或有腹泻的人应少食。

杨桃汁

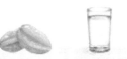

材料

杨桃 200 g

水适量

做法

1 杨桃洗净，去皮，切小块。

2 将切好的杨桃放入榨汁机中，加入适量清水榨成汁即可。

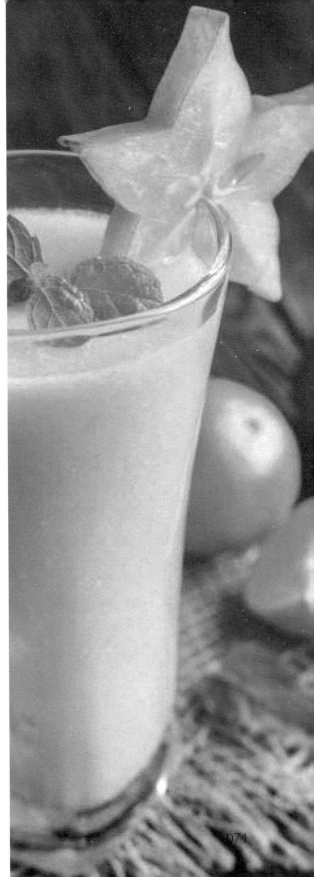

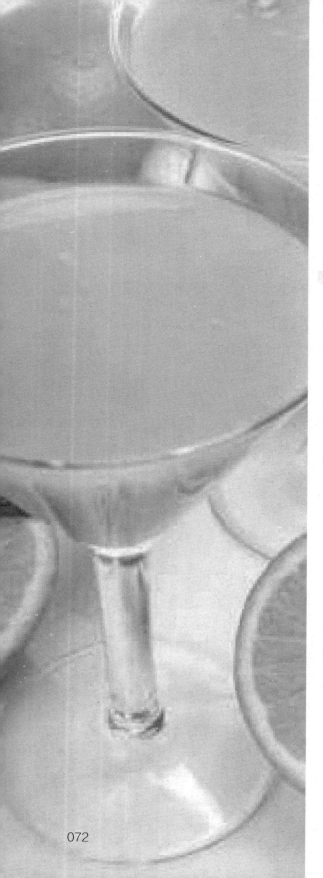

杨桃甜橙汁

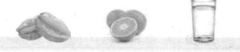

材料

杨桃 165 g

橙子 120 g

水 200 ml

做法

1 洗净的杨桃切成小块；洗好的橙子去除果皮，再切成块。

2 将洗净的水果倒入榨汁机中，加水榨成果汁即可。

杨桃香蕉牛奶汁

材料

杨桃 170 g

香蕉 50 g

牛奶 150 ml

做法

1 杨桃洗净，去皮，切成小块；香蕉
去皮，切成小块。

2 将切好的水果放入榨汁机中，加入
牛奶榨成汁即可。

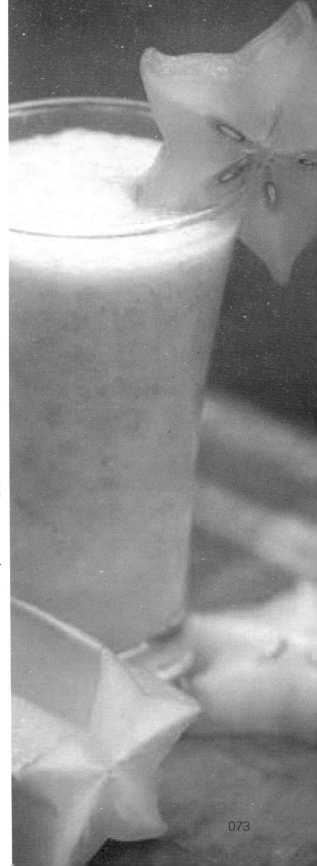

猕猴桃

对糖代谢有很好的调节作用

降糖功效

猕猴桃中含有天然的糖醇类物质——肌醇，可以有效地调节血糖代谢。猕猴桃含有丰富的维生素 C，能预防糖尿病并发的心脑血管疾病及感染性疾病。此外，猕猴桃还含有丰富的维生素 A、维生素 E等，能有效清除皮肤雀斑、暗疮，帮助皮肤抗衰老、促进伤口愈合，预防糖尿病皮肤病变。

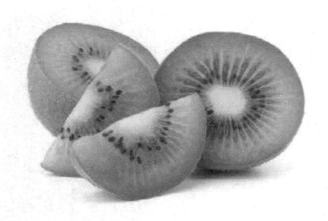

营养成分表

热量	56 kcal
糖类	14.5 g
膳食纤维	2.6 g
维生素 C	0.062 g
碳水化合物	11.9 g
蛋白质	0.8 g
脂肪	0.6 g
钙	0.027 g

选购方法

选购猕猴桃，一般要选择整体处于坚硬状态的果实。凡是已经整体变软或局部有软点的果实，都尽量不要。凡是有小块碰伤、有软点、有破损的，都不能买。

宜忌人群

1. 尤其适宜便秘者、癌症患者、高血压患者、冠心病患者、心血管疾病患者、食欲不振者、消化不良者食用。

2. 脾虚便溏、风寒感冒、疟疾、寒湿痢、慢性胃炎、痛经、闭经、小儿腹泻者应少食。

猕猴桃汁

材料

猕猴桃 1 个

水 200 ml

做法

1 猕猴桃洗净，切成小块。

2 把猕猴桃放入果汁机，加水搅打均
   匀即可。

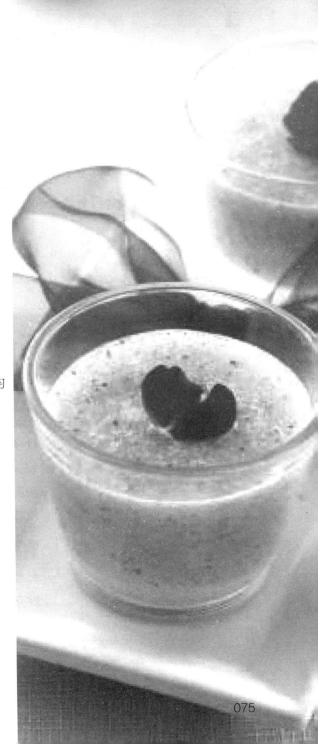

柚子

减轻胰岛细胞的负担

柚子肉中含有较丰富的铬，铬能促进胰岛素的分泌，并能帮助胰岛素促进葡萄糖进入细胞内，有助于调节血糖水平。柚子中的维生素C含量很高，是强抗氧化剂，能清除体内的自由基，有助于预防糖尿病神经病变和血管病变。同时维生素C还可预防糖尿病患者牙龈出血，可帮助患者预防感染性疾病。

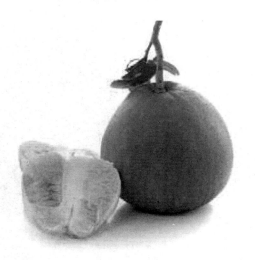

营养成分表

热量	38 kcal
糖类	9.5 g
膳食纤维	0.4 g
维生素C	0.023 g
碳水化合物	9.62 g
蛋白质	0.8 g
脂肪	0.2 g
钙	0.004 g

选购方法

柚子果形以果蒂部呈短颈状的葫芦形或梨形为好，果皮毛孔细、光滑的果，多数为皮薄、肉清甜脆口的。品质优良的柚子，果面可略闻到香甜气味，果实富有弹性。

宜忌人群

1. 患胃病、消化不良者，咳嗽、痰多气喘者，慢性支气管炎、心脑血管疾病、肾病患者尤其适合食用柚子。

2. 气虚体弱者、脾虚便溏者及服用药物期间的病人忌食柚子。

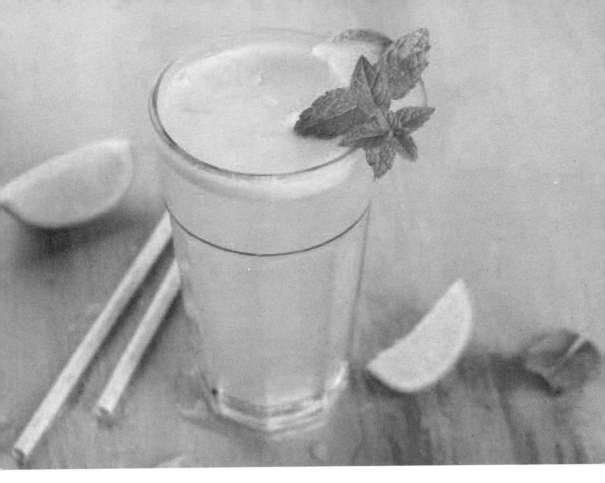

柚子汁

材料

柚子肉 200 g

水适量

做法

1 柚子去除果皮和果核，将果肉掰成瓣。

2 将柚子放入榨汁机中，加入适量的清水搅打取汁。

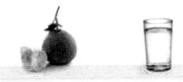

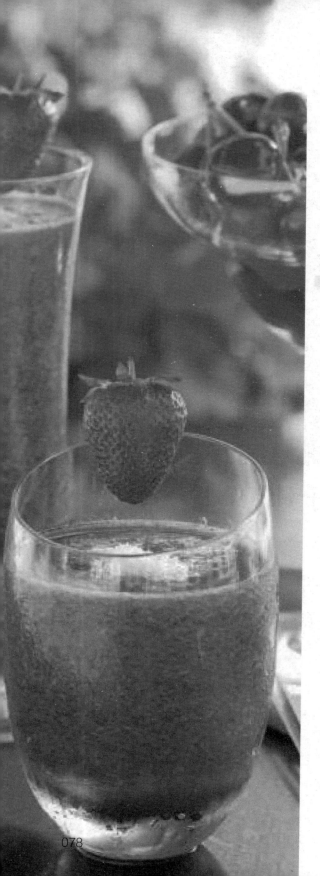

樱桃草莓柚子汁

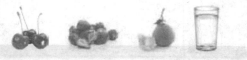

材料

樱桃 30 g

草莓 50 g

柚子 70 g

水适量

做法

1 樱桃和草莓各洗净，去蒂；柚子去皮和去核，取果肉。

2 把水果倒进榨汁机，加入清水，榨成果汁。

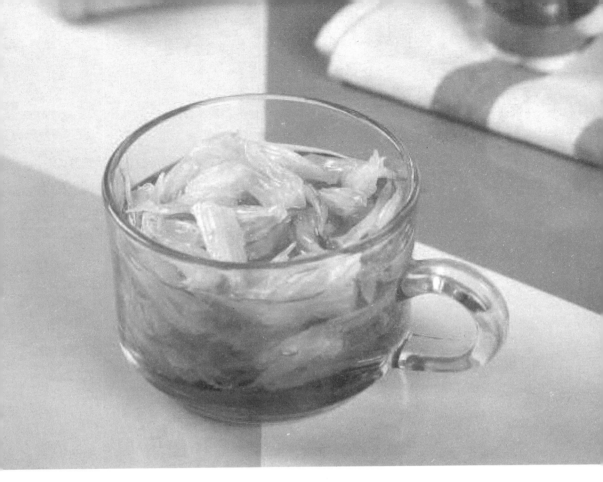

柚子蜜茶

材料

柚子 110 g

蜂蜜 10 g

水适量

做法

1 柚子去皮，掰成小块。

2 把柚子肉倒入榨汁机中，加入少许蜂蜜和清水，榨取果汁。

橘子

促进机体对葡萄糖的利用

降糖功效

橘子中含有丰富的胡萝卜素、维生素C等营养成分，这些营养成分能参与人体内糖的代谢，可提高人体对葡萄糖的利用率，减少糖类摄入。橘皮苷可以加强毛细血管的韧性、降血压、降低胆固醇、扩张心脏的冠状动脉，有助于使动脉粥样硬化发生逆转，有效防治糖尿病并发多种症状。

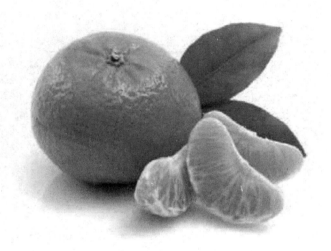

营养成分表

热量	51 kcal
糖类	11.9 g
膳食纤维	0.4 g
维生素C	0.028 g
碳水化合物	11.5 g
蛋白质	0.7 g
脂肪	0.2 g
钙	0.035 g

选购方法

在挑选橘子的时候，橘脐呈O形的大多数甜，呈点状的大多数酸。

宜忌人群

1. 老年心脑血管患者、急慢性支气管炎患者、老年气喘患者以及有胃阴不足、口干多饮、呃逆反胃、咳嗽等症状者适宜食用橘子。
2. 口腔炎、牙周炎及肠胃功能欠佳、风寒咳嗽、痰饮咳嗽者不宜食用。

橘子荸荠汁

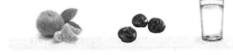

材料

橘子 70 g

荸荠 90 g

水 200 ml

做法

1 洗好去皮的荸荠切成小块；橘子去皮，剥成瓣状。

2 将橘子和荸荠放入榨汁机中，倒入清水，榨成果汁。

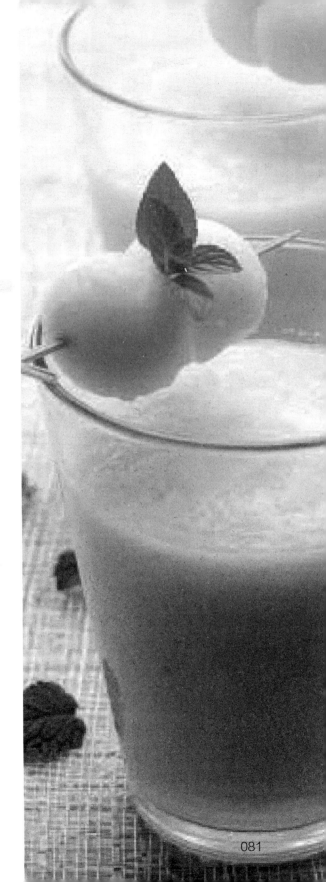

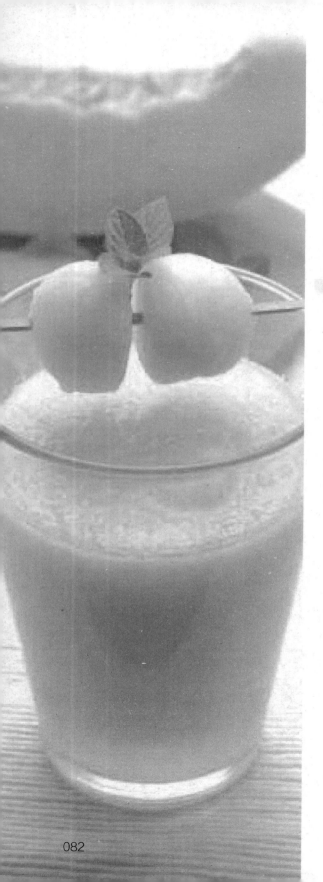

山药橘子哈密瓜汁

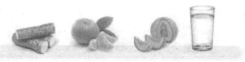

材料

山药 50 g

橘子 70 g

哈密瓜 60 g

水适量

做法

1 山药、哈密瓜分别去皮，切成小块；橘子去皮，剥成瓣状。

2 将蔬果肉倒入榨汁机中，加水榨取果汁即可。

爽口橘子菠萝汁

材料

橘子 100 g

菠萝 100 g

水适量

做法

1 菠萝洗净，去皮，切成小块；橘子去皮。

2 将菠萝肉和橘子肉倒进榨汁机中，加入清水，搅打 30 s即可。

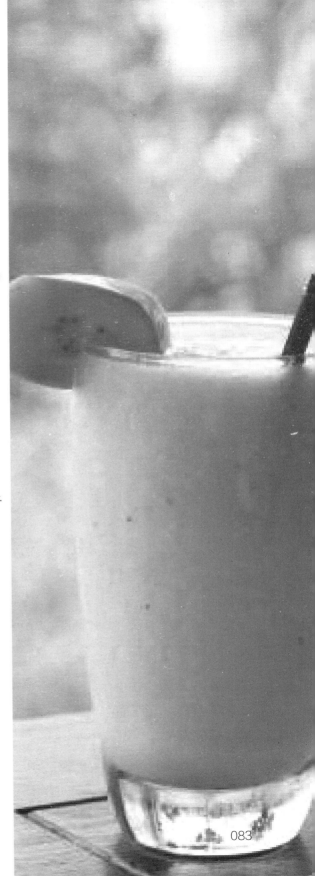

桃子

防止餐后血糖迅速上升

降糖功效

桃子中富含的膳食纤维及果胶能刺激胃肠蠕动，吸收胃肠水分，减缓人体对热量的吸收，防止餐后血糖迅速上升。

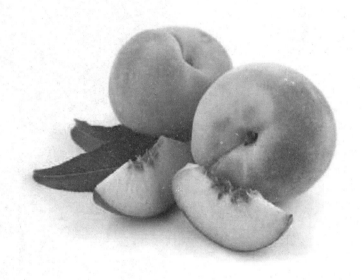

营养成分表

热量	48 kcal
糖类	12.2 g
膳食纤维	1.3 g
维生素 C	0.007 g
碳水化合物	10.9 g
蛋白质	0.9 g
脂肪	0.1 g
钙	0.006 g

选购方法

要选择颜色均匀、形状完好、表皮有细小茸毛（油桃除外）的果实。

宜忌人群

1. 多病体虚者以及胃肠功能太弱的病人不宜食用，因为桃子会增加肠胃的负担。

2. 平时内热偏盛、易生疮疖的人，不宜多吃。

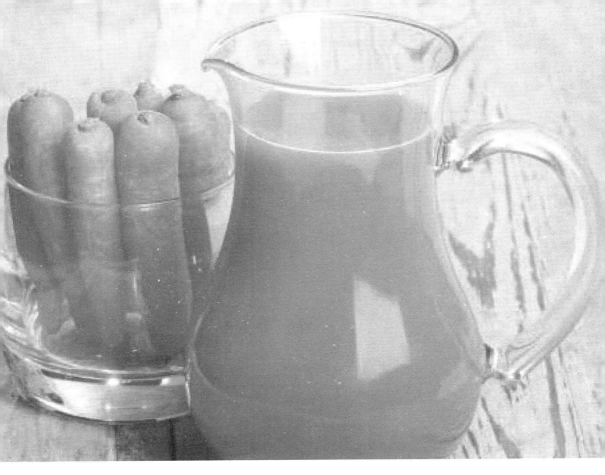

胡萝卜桃子牛奶汁

材料

桃子 45 g

胡萝卜 85 g

牛奶 200 ml

做法

1 桃子洗净，去皮切小块；胡萝卜去皮切小块。

2 在榨汁机中倒入桃子、胡萝卜，再倒入适量牛奶，搅打成汁。

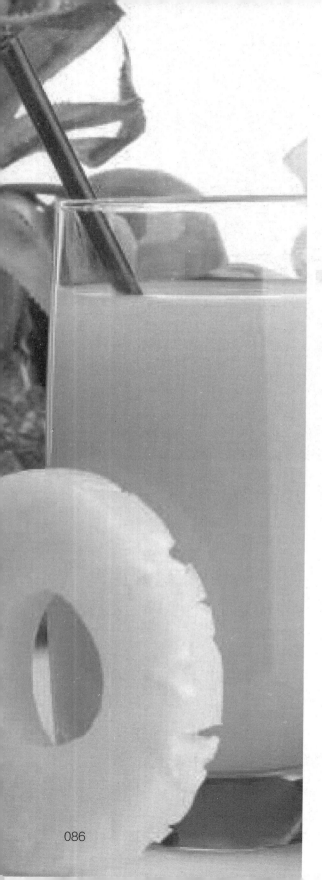

苹果菠萝桃子汁

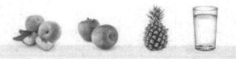

材料

桃子 80 g

苹果 50 g

菠萝 65 g

水适量

做法

1 桃子洗净，切取果肉，切成小块；苹果和菠萝分别洗净，切成小块。

2 在榨汁机中倒入切好的蔬果，加水榨成果汁即可。

柳橙油桃饮

材料

油桃 130 g

柳橙 90 g

水适量

做法

1 油桃去皮，将果肉切成小块；柳橙去皮。

2 在榨汁机中倒入清水，再倒入果肉，搅打成汁。

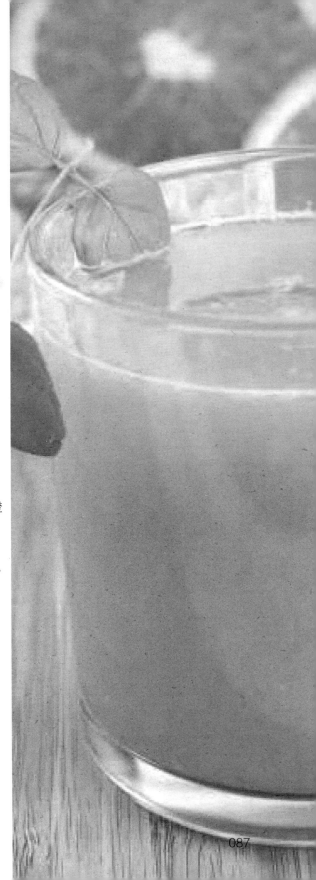

荔枝

有调节胰岛素分泌的作用

降糖功效

荔枝中含有的果胶有调节胰岛素分泌的作用，能有效控制血糖上升。此外，其含有的苹果酸能稳定血糖，预防老年糖尿病。

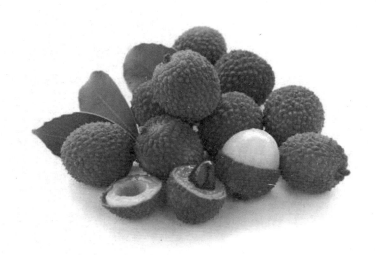

营养成分表

热量	70 kcal
糖类	16.6 g
膳食纤维	0.5 g
维生素 C	0.041 g
碳水化合物	16.1 g
蛋白质	0.9 g
脂肪	0.2 g
钙	0.002 g

选购方法

新鲜荔枝应该色泽鲜艳，个头匀称，皮薄肉厚，质嫩多汁，味甜，富有香气。挑选时可以先在手里轻捏，好荔枝的手感应该富有弹性。从外表看，新鲜荔枝的颜色一般会很给人一种很亮的感觉。荔枝果实发黑的可能有些变质，小心食用。

宜忌人群

一般人群均可食用荔枝。尤其适合产妇、老人、体质虚弱者、病后调养者食用；贫血、胃寒和口臭者也很适合；而阴虚火旺、有上火症状的人尽量不要吃，以免加重上火症状；还有，阴虚所致的咽喉干疼、牙龈肿痛、鼻出血等症患者忌用。

荔枝汁

材料

荔枝 100 g

水 200 ml

做法

1 洗净的荔枝去皮，去核，取出果肉。

2 将荔枝肉倒入榨汁机中，加水榨成果汁即可。

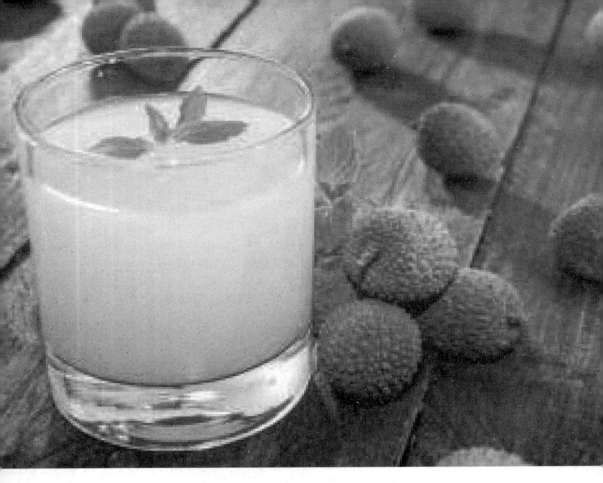

荔枝柠檬汁

材料

鲜荔枝 100 g

柠檬 50 g

水 200 ml

做法

1 洗净的荔枝去皮,取出果肉;洗好的柠檬切开,切成薄片。

2 将荔枝和柠檬倒入榨汁机中,加水榨成果汁即可。

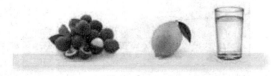

香蕉荔枝哈密瓜汁

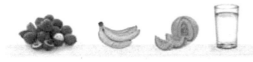

材料

荔枝 5 颗

香蕉 2 根

哈密瓜 150 g

水 200 ml

做法

1 将香蕉去皮，切块；荔枝去皮、核，洗净；哈密瓜洗净，去皮，去瓤，切块备用。

2 将所有水果放入搅拌机内，加水搅打 2 min 即可。

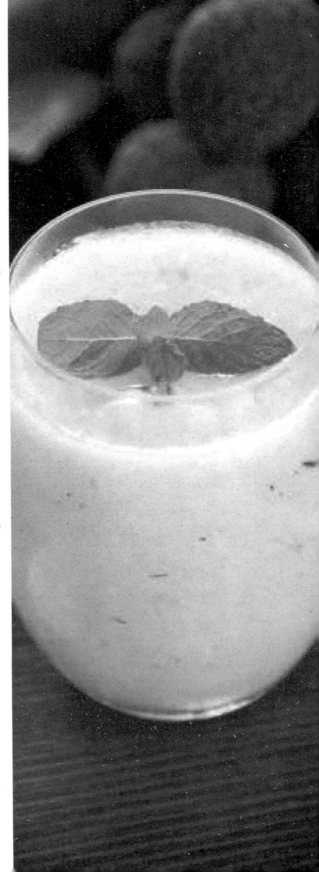

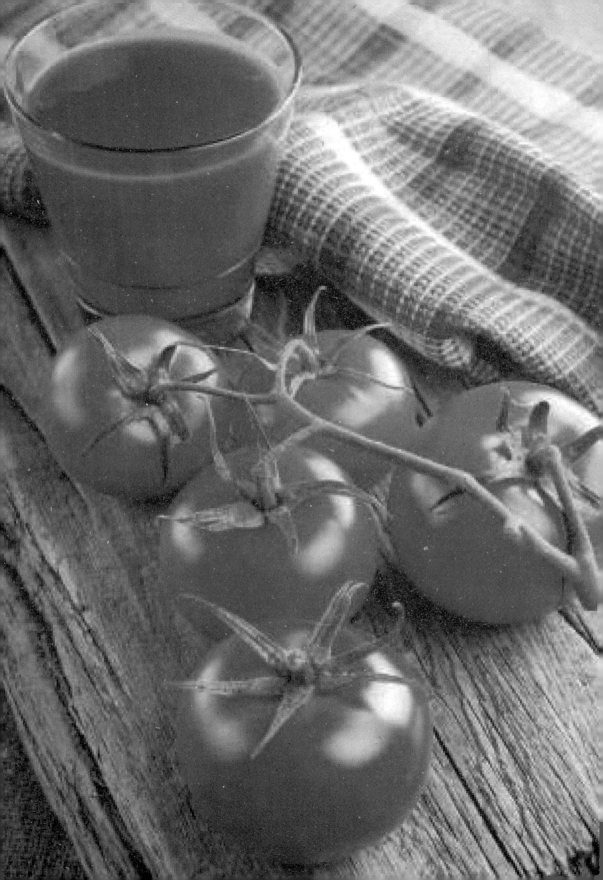

针对糖尿病患者的蔬果汁

　　新鲜的水果中含有丰富的维生素和矿物质，对维持正常生理功能、调解体内酸碱平衡有很重要的作用，所以只要血糖控制得当，糖尿病患者也能享受水果的美好滋味。但糖尿病患者应尽量选食含糖低的瓜果；对于糖量中等的瓜果不可多吃，要予以节制；而对于含糖量高的甘蔗、蜜枣、葡萄干、蜜饯等则应禁食。

包菜

增强糖耐量，调节血糖和血脂

包菜中含有较丰富的维生素 E，维生素 E 能促进人体内胰岛素的生成和分泌，调节糖代谢。同时，包菜中含有微量元素铬，可增强胰岛素的活性，增强糖耐量，调节血糖和血脂，有利于糖尿病的治疗。另外，包菜中所含的维生素 C、B 族维生素、钾等能预防由糖尿病并发的心脏病，对糖尿病患者有利。

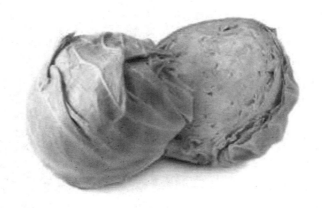

营养成分表

热量	22 kcal
糖类	3.2 g
膳食纤维	0.8 g
维生素 C	0.031 g
碳水化合物	3.6 g
蛋白质	1.5 g
脂肪	0.1 g
钙	0.049 g

选购方法

应选购叶球坚实的包菜，但如果顶部隆起，表示球内开始抽薹，中心柱过高，食用风味变差，也不要购买。以茎叶鲜亮油绿、不枯焦、叶无斑点、无腐烂等为优。应与苹果、梨子和香蕉分开存放，以免诱发褐色斑点。

宜忌人群

1. 包菜适合糖尿病、动脉硬化、胆结石症、肥胖患者，孕妇及有消化道溃疡症者食用。

2. 皮肤瘙痒性疾病、眼部充血患者忌食；包菜含有的膳食纤维量多，且质硬，故脾胃虚寒、泄泻及小儿脾弱者不宜多食。

包菜猕猴桃汁

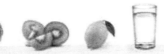

材料

包菜 100 g

猕猴桃 1 个

柠檬 2 片

水 200 ml

做法

1 蔬果洗净。包菜撕成小片；猕猴桃切块；柠檬榨汁。

2 将蔬果放入果汁机中，加水搅打均匀即可。

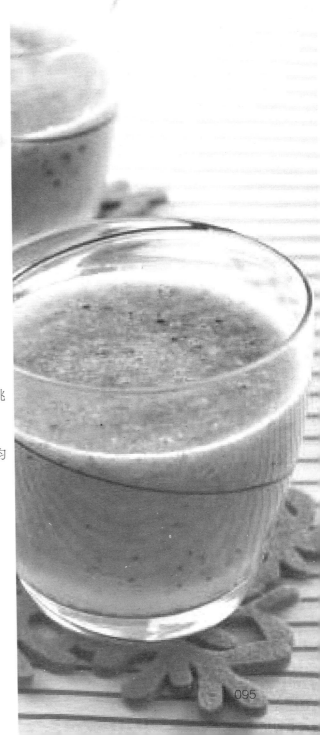

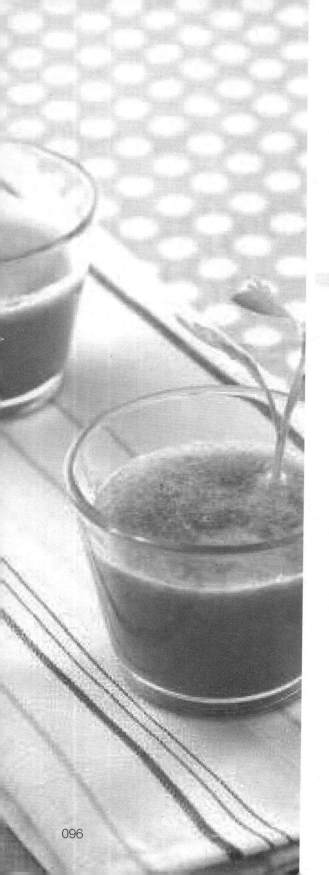

包菜西芹汁

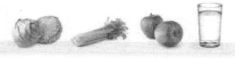

材料

紫包菜 100 g

芹菜 50 g

苹果半个

水 200 ml

做法

1 蔬果洗净。紫包菜撕成小片;芹菜切段;苹果切块。

2 将蔬果放入果汁机中,加水搅打均匀即可。

紫甘蓝包菜汁

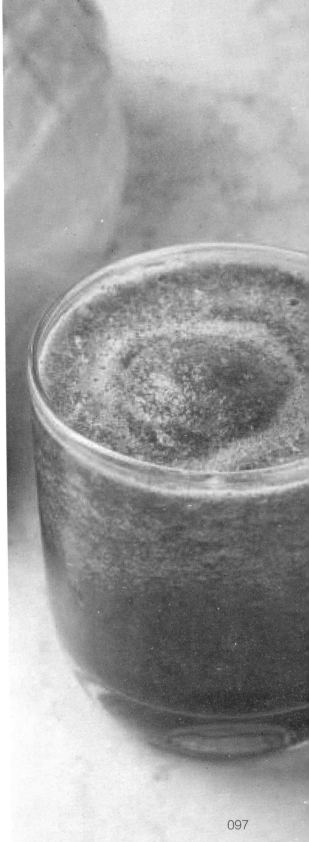

材料

紫甘蓝 100 g

包菜 100 g

水适量

做法

1 将洗净的紫甘蓝、包菜分别切小块。

2 榨汁机装上搅拌刀座，倒入切好的紫甘蓝、包菜。

3 加入适量水，盖上盖，启动榨汁机，榨约 30 s 成蔬果汁。

芹菜

加速体内糖的代谢

芹菜中的黄酮类物质可改善机体微循环，促进糖在肌肉和组织中的转化，加速体内糖的代谢。芹菜中所含的芹菜碱和甘露醇等活性成分，对降低血糖也有一定作用。另外，芹菜富含的膳食纤维能阻碍消化道对糖的吸收，防止餐后血糖上升过快，对降低血糖有利。

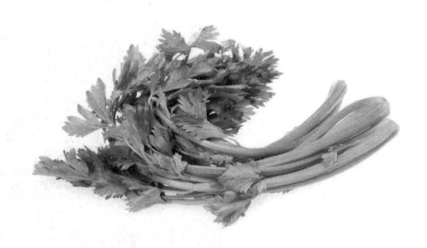

营养成分表

热量	14 kcal
糖类	3.9 g
膳食纤维	1.4 g
维生素 C	0.012 g
碳水化合物	2.5 g
蛋白质	0.8 g
脂肪	0.1 g
钙	0.048 g

选购方法

选购芹菜时色泽要鲜绿，叶柄应是厚的，茎部稍呈圆形，内侧微向内凹，这种芹菜品质为佳。叶片青翠，不可变黄，茎干肥大宽厚，呈白色、无斑，气味浓烈者为良品。

宜忌人群

1.高血压患者、动脉硬化患者、缺铁性贫血者及经期妇女适宜食用芹菜。

2.芹菜属凉性食物，阴虚者不宜多吃，多吃易导致胃寒，影响消化。脾胃虚寒者也不宜食用。

芹菜葡萄汁

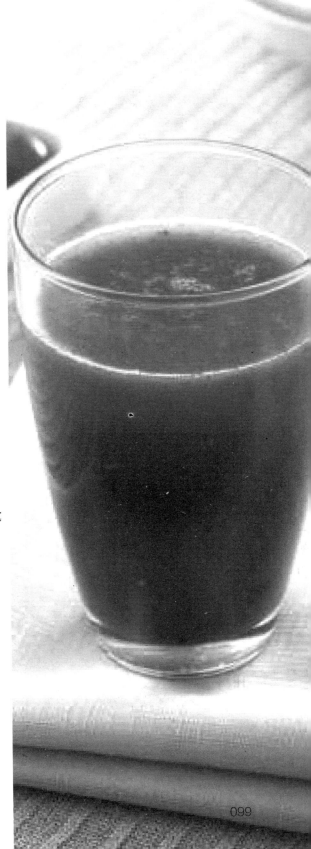

材料

芹菜 100 g

葡萄 10 粒

水 200 ml

做法

1 芹菜和葡萄分别洗净；芹菜切段。

2 芹菜和葡萄放入果汁机中，加水搅
打均匀即可。

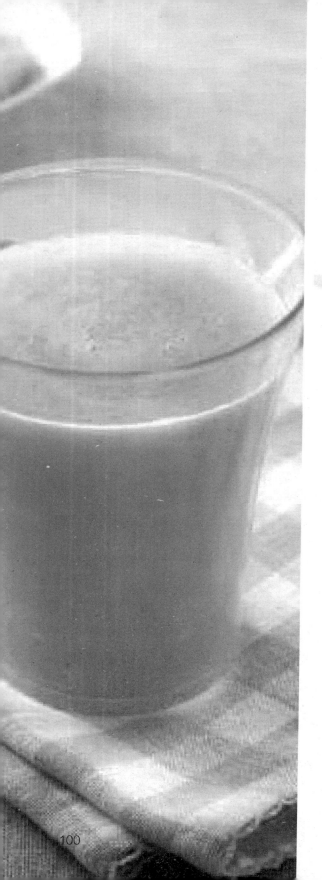

芹菜菠萝汁

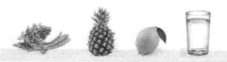

材料

芹菜 100 g

菠萝 1/4 个

柠檬 2 片

水 200 ml

做法

1 蔬果洗净。芹菜切段；菠萝切块；柠檬榨汁。

2 将蔬果放入果汁机中，加水搅打均匀即可。

芹菜番石榴汁

材料

芹菜 100 g

番石榴 1 个

水 200 ml

做法

1 蔬果洗净。芹菜切段；番石榴切块。

2 将蔬果放入果汁机中，加水搅打均匀即可。

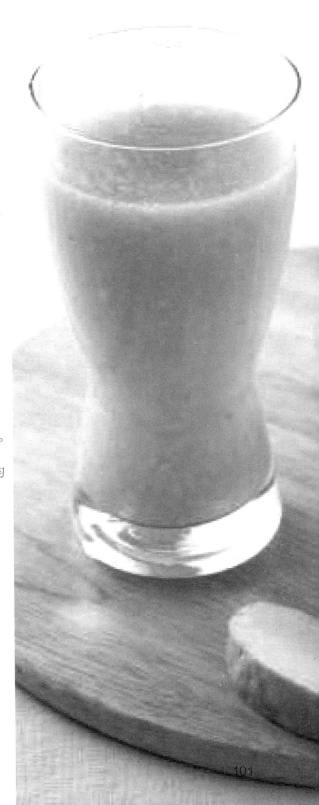

菠菜

维持人体内血糖的平衡

降糖功效

菠菜叶中含有一种类似于胰岛素的物质，其作用与哺乳动物体内的胰岛素非常相似，能维持人体内血糖的平衡，适合糖尿病患者（尤其是2型糖尿病患者）经常食用。另外，菠菜中含有较多的胡萝卜素、膳食纤维及铬等营养元素，有较好的控制血糖的作用。

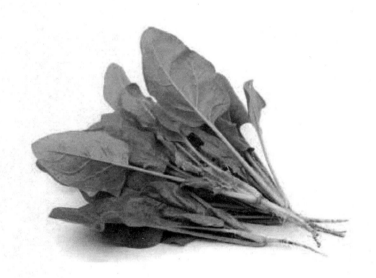

营养成分表

热量	24 kcal
糖类	4.5 g
膳食纤维	1.7 g
维生素C	0.032 g
碳水化合物	2.8 g
蛋白质	2.6 g
脂肪	0.3 g
钙	0.066 g

选购方法

选购菠菜时，叶子宜厚，伸张得很好，且叶面要宽，叶柄则要短，如叶部有变色现象要予以剔除。

宜忌人群

1.痔疮、便血、习惯性便秘、维生素C缺乏症、高血压、贫血、糖尿病、夜盲症患者及皮肤粗糙、过敏、松弛者适宜食用菠菜。

2.患有尿路结石、肠胃虚寒、大便溏薄、脾胃虚弱、肾炎和肾结石等病症者不宜多食。

菠菜胡萝卜汁

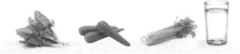

材料

菠菜 50 g

胡萝卜半条

芹菜 30 g

水 200 ml

做法

1 蔬果洗净。菠菜、芹菜切段，胡萝卜切块。

2 将蔬果放入果汁机，加水搅打均匀即可。

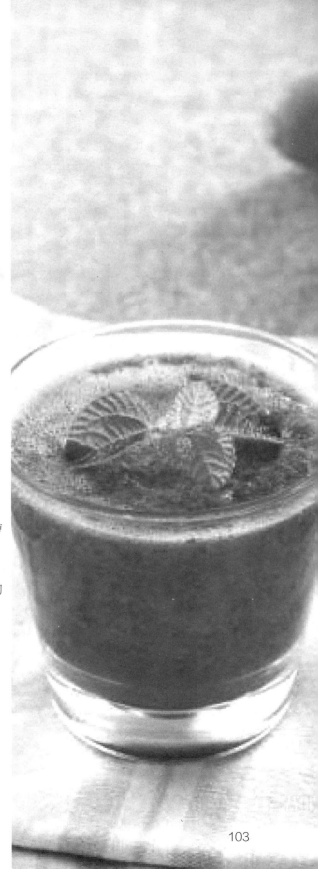

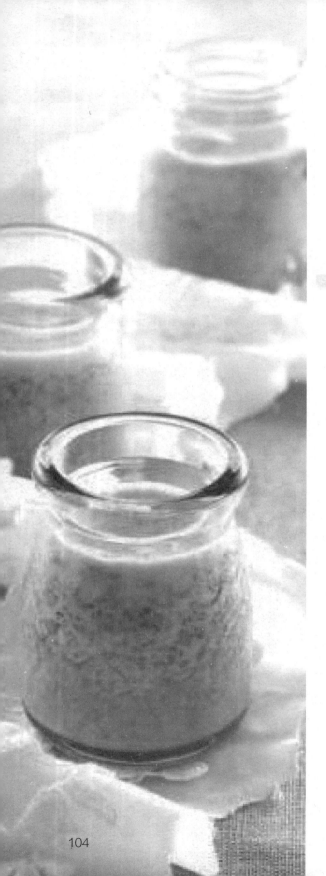

菠菜苹果汁

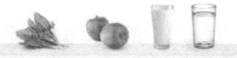

材料

菠菜 50 g

苹果半个

低脂鲜奶 150 ml

水适量

做法

1 蔬果洗净。菠菜切段，苹果切块。

2 把蔬果与低脂鲜奶一起放入果汁机，加水搅打均匀即可。

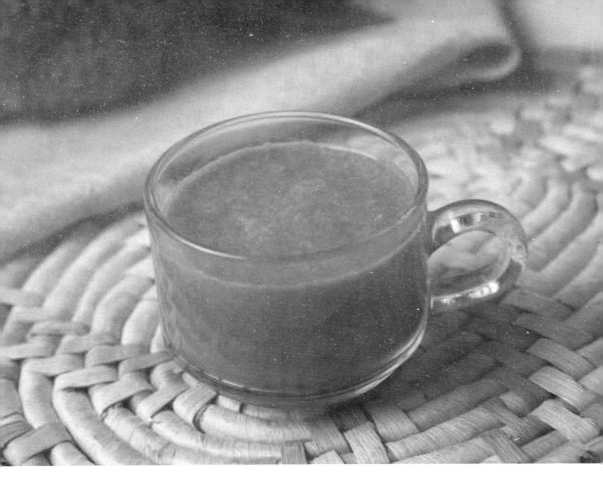

菠菜西蓝花汁

材料

菠菜 200 g

西蓝花 180 g

纯净水适量

做法

1 洗好的西蓝花切成小块，洗净的菠菜切成段。

2 锅中注入适量清水烧开，倒入西蓝花，煮至沸腾。再倒入菠菜，搅匀，略煮片刻。

3 把菠菜和西蓝花倒入榨汁机中，加入纯净水，榨成果汁即可。

胡萝卜

含有丰富的降糖物质

降糖功效

胡萝卜含有丰富的胡萝卜素，可有效清除人体血液和肠道中的自由基，起到降血糖、降血压、强心的作用。同时，胡萝卜还含有丰富的降糖物质，如槲皮素、山柰酚等，能增加冠状动脉血流量，有益于降低血脂，糖尿病患者食用可防治心血管疾病，维护心血管健康。

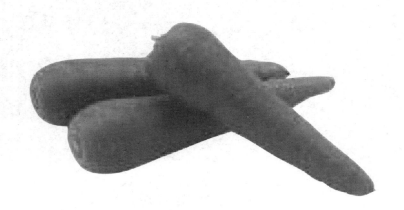

营养成分表

热量	37 kcal
糖类	8.8 g
膳食纤维	1.1 g
维生素 C	0.013 g
碳水化合物	7.7 g
蛋白质	1 g
脂肪	0.2 g
钙	0.032 g

选购方法

选购胡萝卜的时候，以形状规整、表面光滑且心柱细的为佳，不要选表皮开裂的。色泽鲜嫩，表皮、肉质和心柱均呈橘红色，且颜色深的比颜色浅的好。

宜忌人群

1. 癌症、高血压、夜盲症、干眼症、营养不良、食欲不振、消化不良、皮肤粗糙者可常食胡萝卜。
2. 脾胃虚寒、大便稀薄者不宜常吃胡萝卜。

冰镇胡萝卜苹果汁

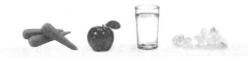

材料

胡萝卜 150 g

苹果 200 g

凉开水 200 ml

冰块适量

做法

1 胡萝卜和苹果洗净，切成小块，倒
　入榨汁机，加入凉开水，一起榨成
　果汁。

2 把榨好的果汁放入冰箱冷藏
　30 min取出，加入冰块即可。

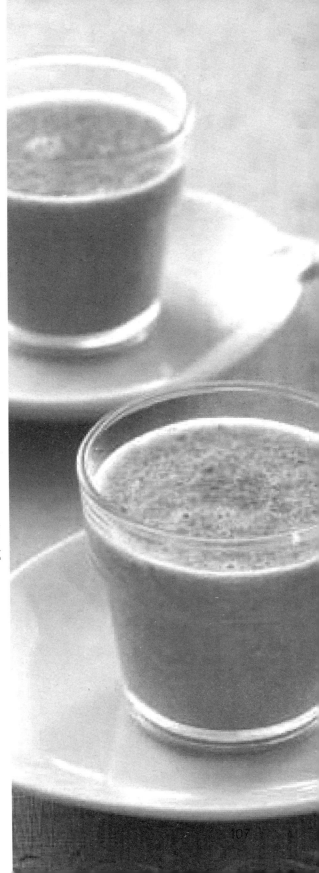

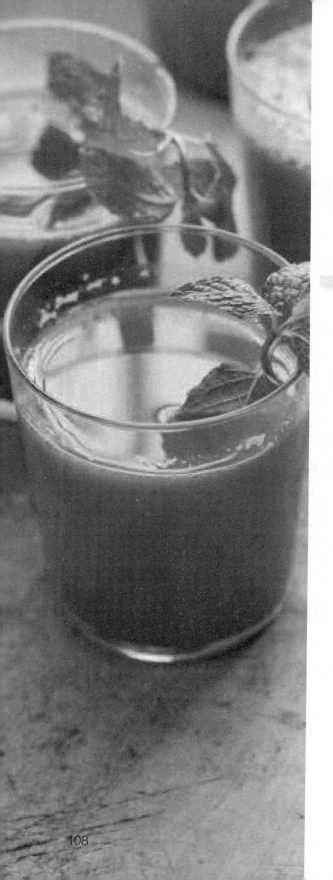

胡萝卜番茄汁

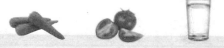

材料

胡萝卜 80 g

番茄 60 g

水 200 ml

做法

1 胡萝卜洗净，去皮，切成小块；番茄去皮，切块状。

2 把胡萝卜、番茄倒进榨汁机中，加入清水，榨成汁即可。

胡萝卜小黄瓜汁

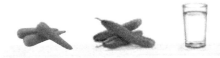

材料

胡萝卜 90 g

小黄瓜 80 g

水 200 ml

做法

1 小黄瓜洗干净，去掉果皮，切成小块；胡萝卜洗净，削皮，切块状。

2 把切好的胡萝卜和小黄瓜放入榨汁机中，加入清水搅打均匀即可。

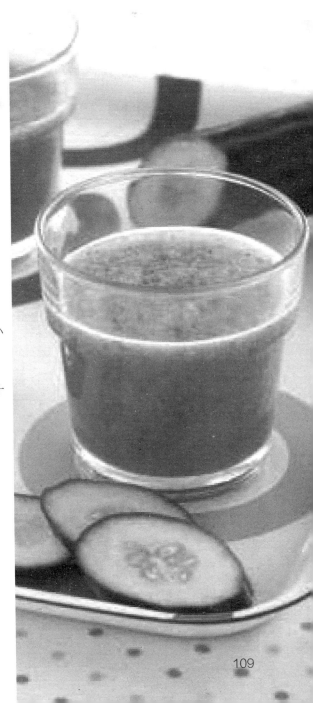

黄瓜

改善临床症状

降糖功效

黄瓜中含有的丙醇二酸能抑制淀粉、糖类转化为脂肪，防止体内脂肪的堆积，可预防肥胖症，对心血管系统及肝脏都有益。同时，黄瓜的含糖量极低，且所含的葡萄糖苷、果糖等不参与糖的代谢，对血糖影响较小，第2型糖尿病患者经常食用黄瓜，不仅可以改善临床症状，还有助于预防糖尿病并发高脂血症。

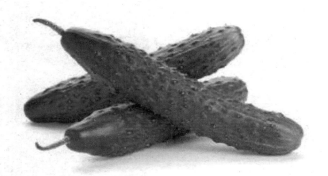

营养成分表

热量	15 kcal
糖类	2.9 g
膳食纤维	0.5 g
维生素 C	0.009 g
碳水化合物	2.4 g
蛋白质	0.8 g
脂肪	0.2 g
钙	0.024 g

选购方法

挑选时选择新鲜水嫩、有弹力、深绿色、较硬、表面有光泽、带花、整体粗细一致的。那种尾粗尾细、中央弯曲的变形小黄瓜，则属于营养不良的，口感不佳。选择瓜身挺直硬实的小黄瓜，新鲜的小黄瓜有疣状凸起，用手去搓会有刺痛感，就是新鲜货。选购时，可轻压有花蒂的尾端部位，若是松软即为老化。

宜忌人群

1.黄瓜热量低，适合热病患者，肥胖、高血压、高脂血症、水肿、癌症、糖尿病患者及嗜酒者食用。

2.黄瓜性凉，脾胃虚弱、肺寒咳嗽患者宜少吃。

小黄瓜香瓜汁

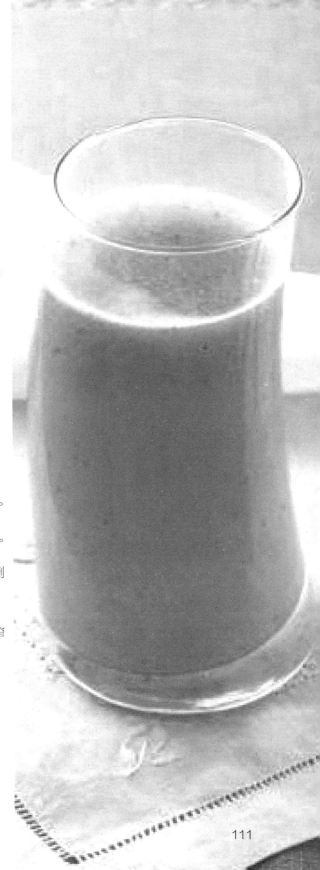

材料

小黄瓜 2 根

香瓜 100 g

水适量

做法

1 洗净的小黄瓜切成条，再切成小块。

2 洗好的香瓜去皮，再切成块，备用。

3 取榨汁机，选择搅拌刀座组合，倒入切好的小黄瓜和香瓜。

4 加入适量清水，盖上盖，选择"榨汁"功能，榨取果汁。

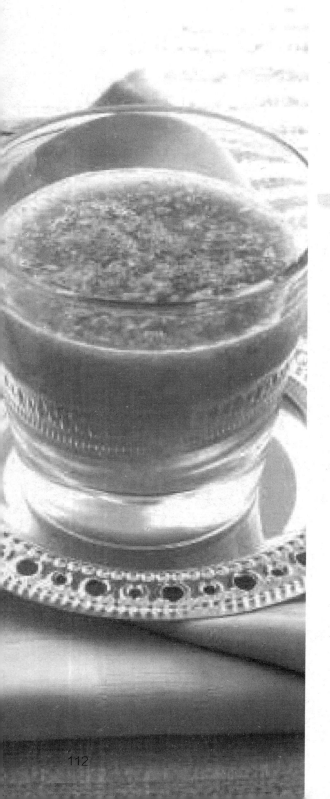

小黄瓜葡萄柚汁

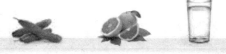

材料

小黄瓜 2 条

葡萄柚半个

水 200 ml

做法

1. 小黄瓜洗净、切块；葡萄柚洗净、切半、榨汁。

2. 把蔬果放入果汁机中，加水搅打均匀即可。

小黄瓜牛油果汁

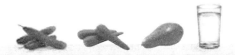

材料

小黄瓜 2 条

胡萝卜 1 条

牛油果 1 个

水 200 ml

做法

1　蔬果洗净。小黄瓜、胡萝卜、牛油果切块。

2　把蔬果放入果汁机中，加水搅打均匀即可。

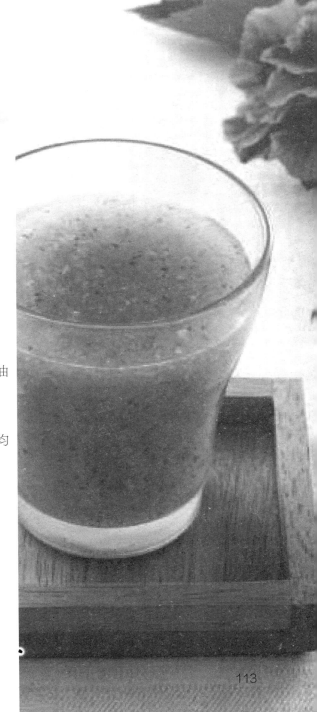

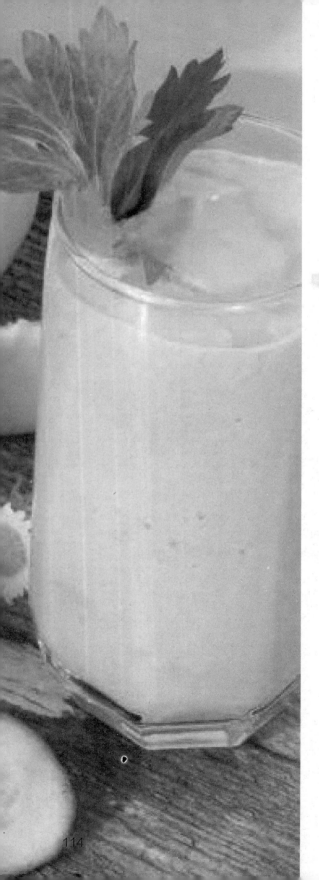

苹果黄瓜汁

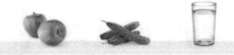

材料

苹果 100 g

黄瓜 60 g

水 150 ml

做法

1 将黄瓜、苹果分别切成小块。

2 榨汁机装上搅拌刀座，倒入切好的苹果、黄瓜。

3 注入适量的清水，盖上盖，启动榨汁机，榨约 30 秒成蔬果汁。

小黄瓜柳橙汁

材料

小黄瓜 2 条

柳橙半个

水 200 ml

做法

1 小黄瓜洗净切块；柳橙去皮，榨汁。

2 将小黄瓜和柳橙汁一起放入果汁机，加水搅打均匀即可。

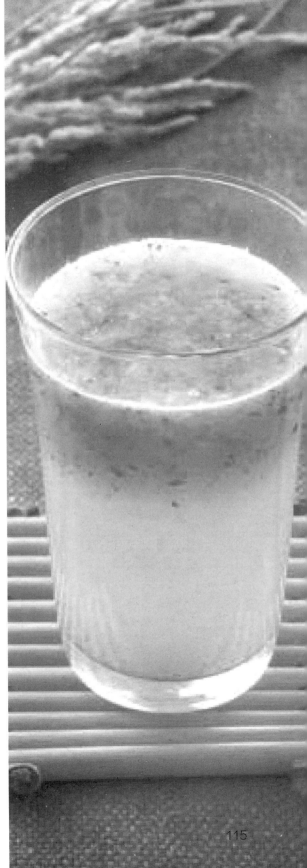

苦瓜

修复受损的胰岛细胞

降糖功效

苦瓜中含有的类胰岛素物质能使血液中的葡萄糖转换为热量，增强胰岛素的功能，修复受损的胰岛细胞，增加胰岛素的敏感性，起到快速降低血糖的作用。长期食用苦瓜，还可减轻人体胰腺的负担。同时，苦瓜还可调节血脂，增强机体免疫力，预防和改善糖尿病并发症，是糖尿病患者的食疗佳品。

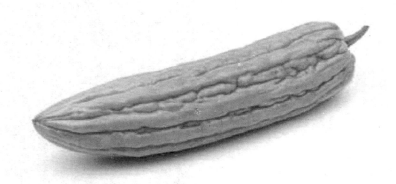

营养成分表

热量	19 kcal
糖类	4.9 g
膳食纤维	1.4 g
维生素 C	0.056 g
碳水化合物	3 g
蛋白质	1 g
脂肪	0.1 g
钙	0.014 g

选购方法

挑选苦瓜时，要观察苦瓜上的果瘤，颗粒越大越饱满，表示瓜肉越厚，颗粒越小则越薄。好的苦瓜一般洁白漂亮，如果苦瓜发黄，就已经过熟，会失去应有的口感。

宜忌人群

1. 糖尿病、高血压病、高脂血症、中暑、燥热便秘、痢疾、癌症、口疮等患者均适宜食用苦瓜。
2. 苦瓜性寒，脾胃虚寒者及孕妇不宜多食。

苦瓜芹菜黄瓜汁

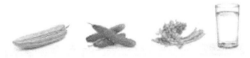

材料

苦瓜 100 g

芹菜 2 根

黄瓜 1 根

水适量

做法

1 将苦瓜和黄瓜分别去皮,切成小块;
芹菜洗净。

2 取备好的榨汁机,倒入苦瓜块、黄
瓜块和芹菜。

3 加入适量的水,盖上盖,启动榨汁
机,榨约 30 s 成蔬果汁。

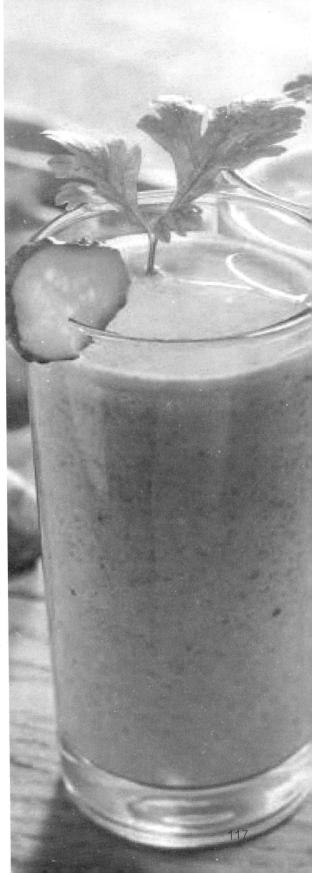

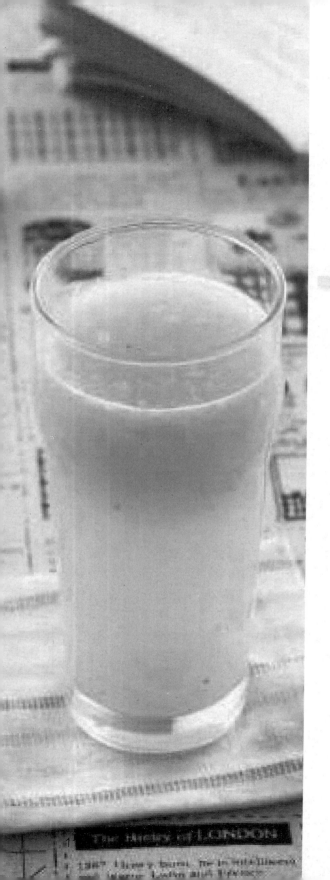

苦瓜柳橙汁

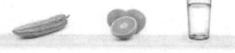

材料

苦瓜 1/4 条

柳橙半个

水 200 ml

做法

1　苦瓜洗净，切小块；柳橙挖取果肉。

2　把蔬果放入果汁机，加水搅打均匀
　　即可。

苦瓜柠檬汁

材料

苦瓜 1/4 条

柠檬汁 1 匙

水 200 ml

做法

1 苦瓜洗净、切块，放入果汁机中。

2 加入柠檬汁及水一起搅打均匀即可。

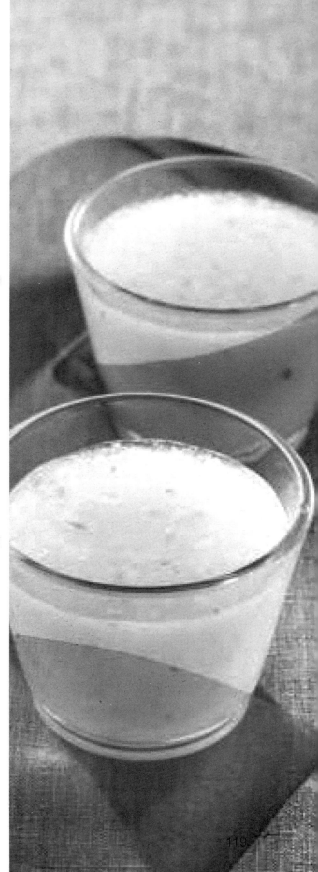

火龙果

帮助糖尿病患者维持血糖的稳定

降糖功效

火龙果具有高纤维、低糖、低热量等特点，富含膳食纤维和果胶，可帮助糖尿病患者维持血糖的稳定。火龙果含有丰富的花青素，花青素是一种强有力的抗氧化物质，能净化血液、降低胆固醇和三酰甘油的含量，还有防癌抗癌的作用。糖尿病患者常食火龙果还可预防脑细胞病变、预防痴呆症的发生。

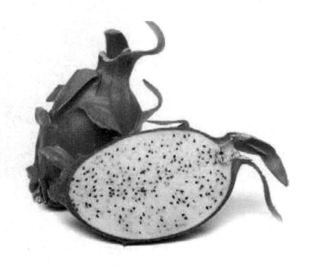

营养成分表

热量	60 kcal
糖类	13.3 g
膳食纤维	1.6 g
维生素 C	0.003 g
碳水化合物	3.52 g
蛋白质	1.1 g
脂肪	0.2 g
钙	0.006 g

选购方法

火龙果的表面越红，说明熟得越好。绿色的部分要鲜亮，枯黄了说明火龙果不新鲜。挑火龙果要选胖乎乎的、短一些的，不要选瘦而长的，那样的不甜，水分少，不好吃。

宜忌人群

1. 一般人群均可食用，口干燥热、烦渴、内火者尤为适宜。

2. 女性体质虚冷者不宜多食。另外，过敏体质、气郁体质、痰湿体质及瘀血体质的人群宜少食。

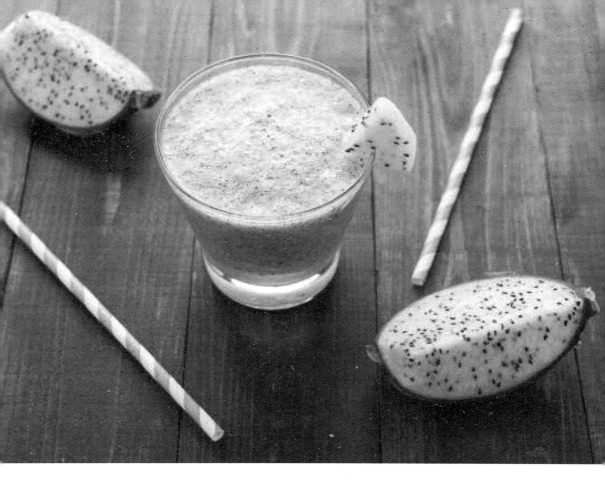

火龙果汁

材料

火龙果 200 g

水 200 ml

做法

1 火龙果去皮，用刀切成小块。

2 榨汁机中加入适量清水，倒入火龙果，榨成
  汁即可。

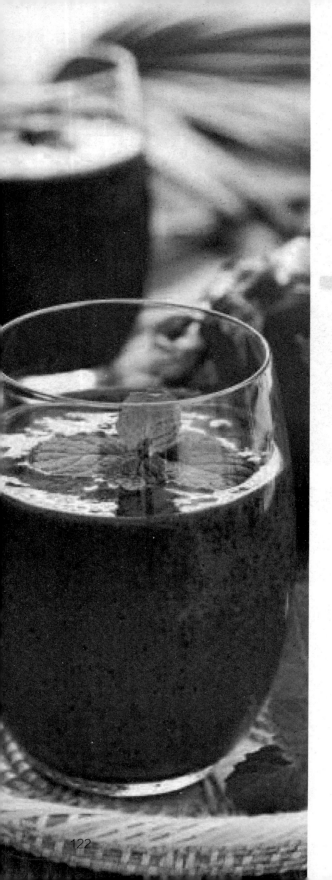

香蕉火龙果汁

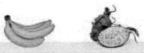

材料

香蕉 80 g

火龙果 200 g

做法

1 火龙果去皮，切成小块；香蕉去皮，切小块。

2 榨汁机中倒入火龙果和香蕉，榨约30 s即可。

火龙果柠檬芹菜汁

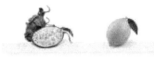

材料

火龙果 100 g

柠檬半个

芹菜 30 g

做法

1. 火龙果去皮，切小块；芹菜洗净。

2. 把火龙果和芹菜倒入榨汁机中，榨成汁，再挤进柠檬汁即可。

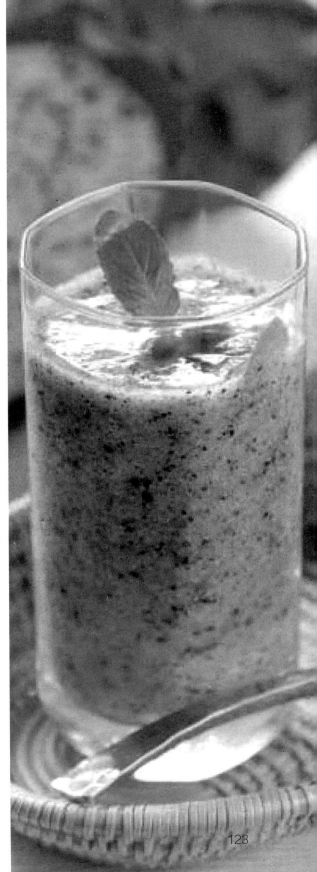

石榴

有助于糖尿病患者调节血糖

降糖功效

石榴中含有的铬，在体内参与糖代谢，且能提升糖尿病病人体内的葡萄糖容量，有助于糖尿病患者调节血糖，有效维持血糖稳定。

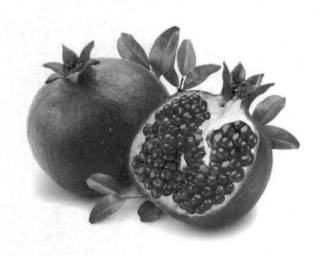

营养成分表

热量	63 kcal
糖类	18.7 g
膳食纤维	0.2 g
维生素 C	0.009 g
碳水化合物	13.9 g
蛋白质	1.4 g
脂肪	0.2 g
钙	0.009 g

选购方法

选择表皮饱满不松弛、颜色光滑发亮、无黑斑、手感较重的石榴；同时，因为品种群的关系，石榴一般是黄色的最甜。

宜忌人群

胃炎患者以及泻痢初起者最好别吃；石榴吃多了会上火，并会令牙齿发黑，吃完后应该及时漱口；石榴糖多并有收敛作用，感冒及急性炎症、便秘者要慎食，糖尿病患者要禁食；儿童最好少吃石榴，否则容易引起发热痰鸣，并容易加重急性支气管炎、咳喘痰多等症状。

石榴汁

材料

石榴 150 g

凉开水 200 ml

做法

1 石榴洗净，去皮。

2 把石榴倒入榨汁机中，加入 200 ml
凉开水，榨成汁。

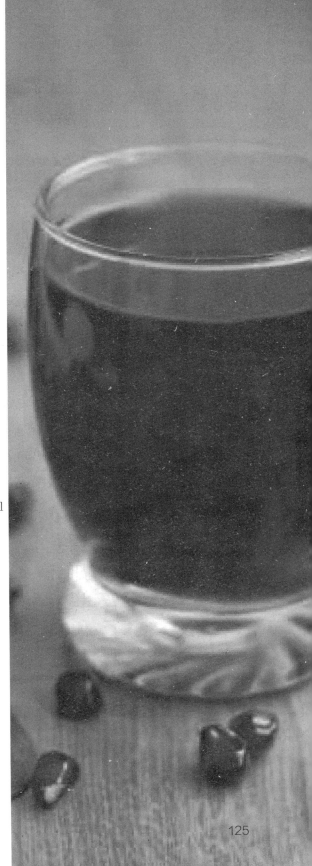

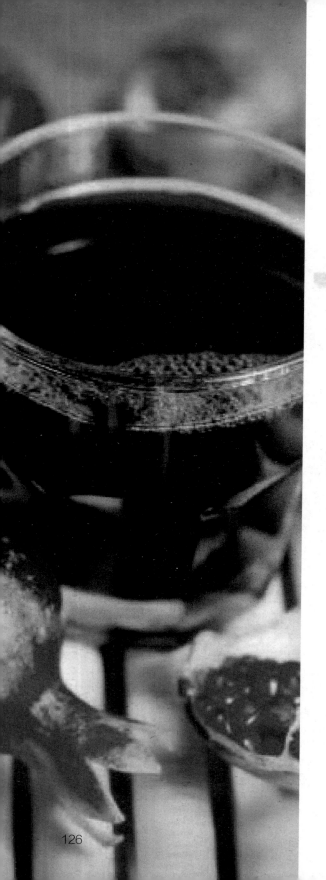

葡萄石榴汁

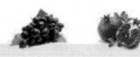

材料

葡萄 60 g

石榴 80 g

水适量

做法

1 葡萄洗净，剥去皮、籽；石榴洗净，去皮。

2 把葡萄、石榴倒入榨汁机中，加入适量的水，榨成汁即可。

126

草莓石榴菠萝汁

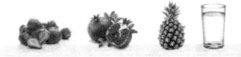

材料

草莓 5 颗

石榴 1 个

菠萝 300 g

水适量

做法

1 将草莓洗净去蒂；石榴取肉；菠萝
去皮切小块，留一小部分备用。

2 将所有原料放入榨汁机中，加水
榨汁。

3 将果汁倒入杯中，再加少许菠萝块
即可。

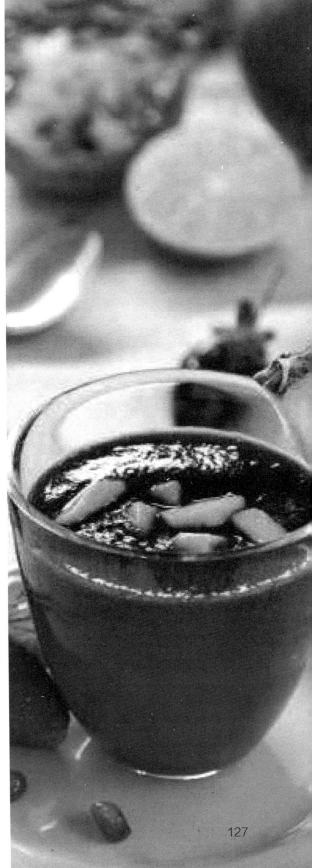

柠檬

缓解糖尿病病人口渴的症状

降糖功效

柠檬含糖量低，且有生津止渴的作用，能够缓解糖尿病病人口渴的症状。此外，柠檬还有预防白内障等糖尿病并发症的作用。

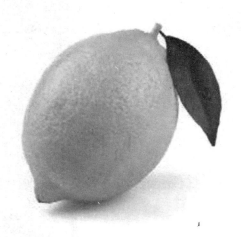

营养成分表

热量	35 kcal
糖类	6.2 g
膳食纤维	1.3 g
维生素 C	0.022 g
碳水化合物	4.9 g
蛋白质	1.1 g
脂肪	1.2 g
钙	0.101 g

选购方法

选购柠檬时一定要选手感硬实，表皮看起来紧绷绷、很亮丽的果实，这种果实芳香多汁，又不致酸度过高。

宜忌人群

1.暑热口干烦躁、消化不良者，维生素C缺乏者，胎动不安的孕妇，肾结石患者，高血压、心肌梗死患者适宜食用。

2.胃溃疡、胃酸分泌过多患者及患有龋齿者慎食。

黄瓜柠檬汁

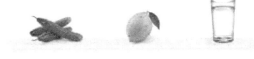

材料

黄瓜 120 g

柠檬 70 g

凉开水适量

做法

1 洗好的黄瓜切开，再切条，改切成丁；洗净的柠檬切成片。

2 在榨汁机中倒入黄瓜丁和柠檬片，倒入适量的凉开水榨成汁即可。

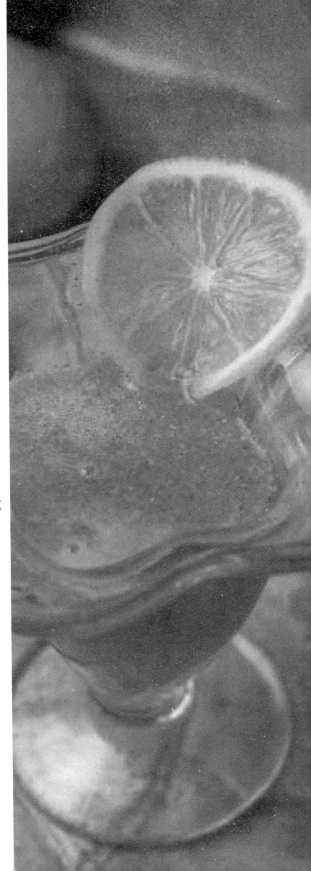

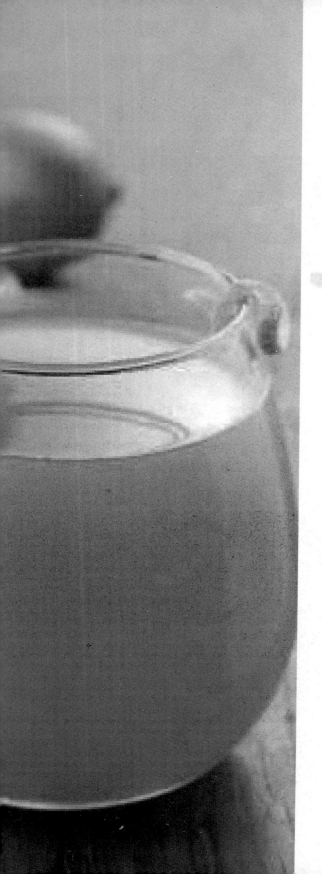

葡萄苹果柠檬汁

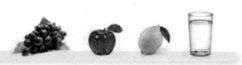

材料

葡萄 100 g

苹果 100 g

柠檬 70 g

纯净水适量

做法

1 洗好的苹果切瓣，切小块。

2 榨汁机中倒入洗净的葡萄和苹果，再倒入适量的纯净水，榨成果汁后挤入少许柠檬汁即可。

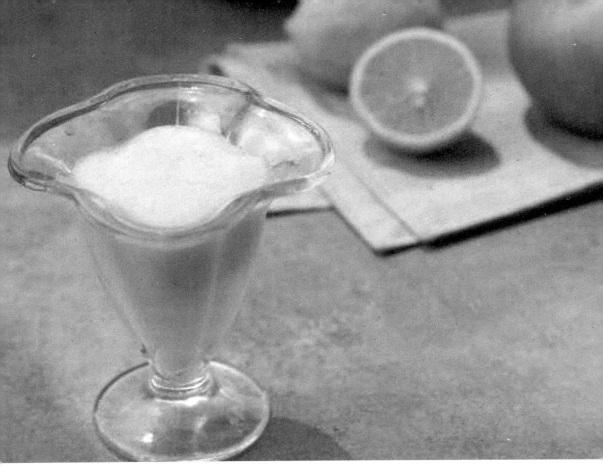

莲藕柠檬苹果汁

材料

莲藕 130 g

柠檬 80 g

苹果 120 g

水适量

做法

1 洗净的莲藕切成小块；洗净的柠檬去皮，把果肉切成小块。

2 锅中倒入适量清水烧开，倒入莲藕，煮 1 min，捞出沥干。

3 在榨汁机中倒入蔬果，榨成果汁即可。

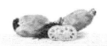

樱桃

增加人体内胰岛素的含量

樱桃中富含的维生素C、胡萝卜素、硒能参与人体糖代谢；樱桃中还含有少量的花青素，花青素可以促进体内胰岛素的合成，增加人体内部胰岛素的含量，从而达到降低血糖的功效。因此，糖尿病患者可以常食樱桃，不仅有助于降低血糖，还能减少体内的嘌呤成分，促进尿酸的排泄。

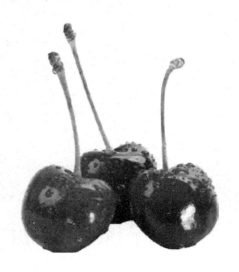

营养成分表

热量	46 kcal
糖类	10.2 g
膳食纤维	0.3 g
维生素 C	0.01 g
碳水化合物	9.9 g
蛋白质	1.1 g
脂肪	0.2 g
钙	0.011 g

选购方法

外观颜色深红或者偏暗红色、果梗位置蒂的部位凹得厉害的樱桃通常比较甜。另外，底部果梗色绿、表皮发亮的樱桃最健康，新鲜好吃。

宜忌人群

1. 一般人群均可食用，尤其适宜消化不良、风湿腰腿痛、体质虚弱、营养不良、面色无华者食用。
2. 热性病及虚热咳嗽者、有溃疡症状者、上火者，肾病患者慎食。

樱桃汁

材料

樱桃 80 g

水适量

做法

1 樱桃洗净对半切开，去核待用。

2 备好榨汁机，放入去核的樱桃。

3 注入少许清水至刚好没过食材。

4 盖上盖，榨约 20 s。

5 揭开盖，将榨好的樱桃汁倒入杯中即可。

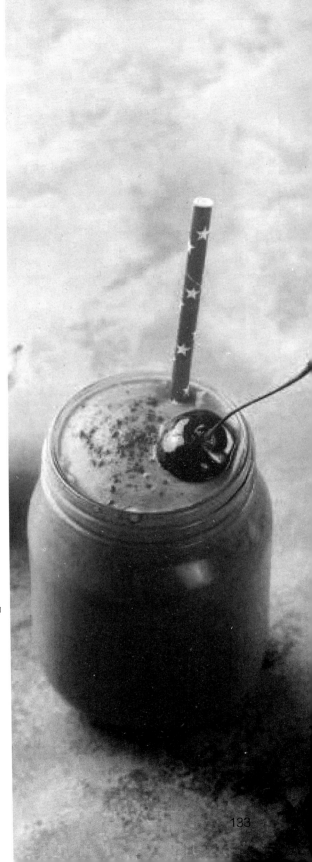

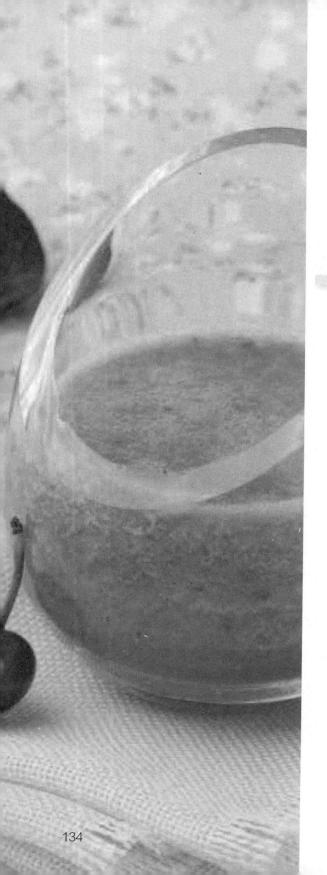

樱桃草莓汁

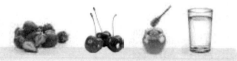

材料

草莓 95 g

樱桃 50 g

蜂蜜 30 g

凉开水适量

做法

1 草莓洗净切成小瓣；樱桃洗净对半切开，去核，备用。

2 备好榨汁机，倒入草莓、樱桃，再倒入适量凉开水。

3 盖上盖，调整旋钮开始榨汁。

4 榨好后，将果汁倒入杯中。

5 淋上备好的蜂蜜，即可饮用。

樱桃西芹汁

材料

樱桃 5 颗

西芹 100 g

水 200 ml

做法

1 樱桃洗净；西芹切段。

2 将西芹与樱桃放入果汁机，加水搅打均匀即可。

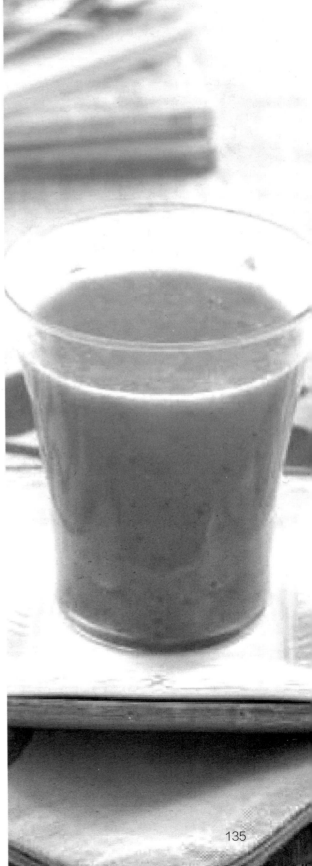

苹果

维持胰岛素的功能

降糖功效

苹果中含有丰富的铬，能提高糖尿病患者对胰岛素的敏感性，有较好的辅助治疗糖尿病的功效。苹果果酸可以稳定血糖，预防老年性糖尿病，还可以降低胆固醇，有助于排出更多的胆固醇。苹果中富含的钾具有降低血压、防止心脑血管并发症等作用。因此苹果是适宜糖尿病患者食用的理想水果。

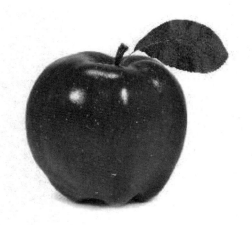

营养成分表

热量	52 kcal
糖类	13.5 g
膳食纤维	1.2 g
维生素 C	0.004 g
碳水化合物	12.3 g
蛋白质	0.2 g
脂肪	0.2 g
钙	0.004 g

选购方法

挑选大小匀称、颜色均匀的苹果为佳。

宜忌人群

1. 一般人群均可食用，尤其适宜肥胖、胃炎、腹痛、腹泻、高血压病、结肠炎及糖尿病患者食用。
2. 胃寒、脾胃虚弱的患者慎食。

苹果苦瓜汁

材料

苹果 1 个

苦瓜半条

水 200 毫升

做法

1 蔬果洗净。苹果切块；苦瓜去籽、切块。

2 把蔬果放入果汁机，加水搅打均匀即可。

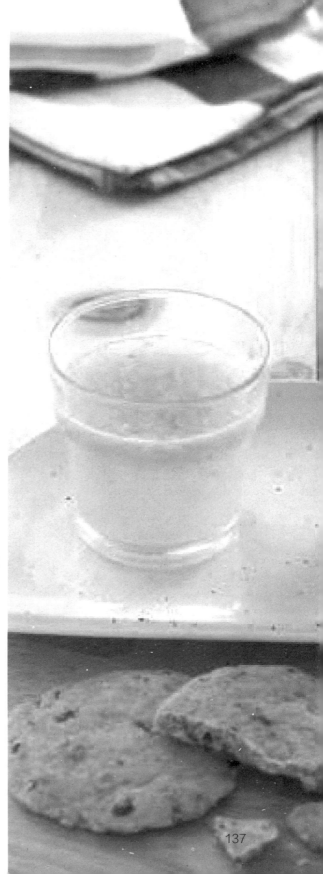

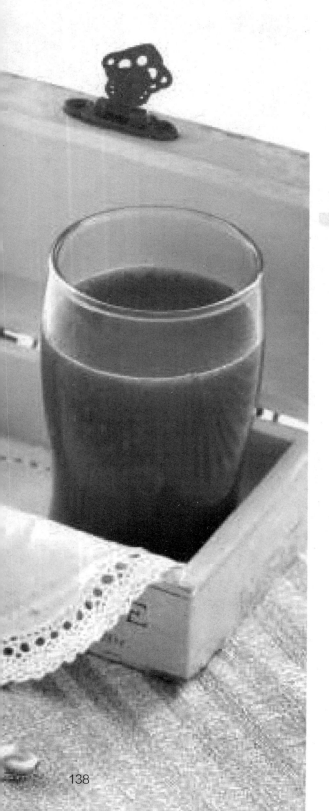

苹果上海青汁

材料

苹果半个

上海青 100 g

水 200 ml

做法

1 蔬果洗净。苹果切块；上海青切段。

2 把蔬果放入果汁机，加水搅打均匀即可。

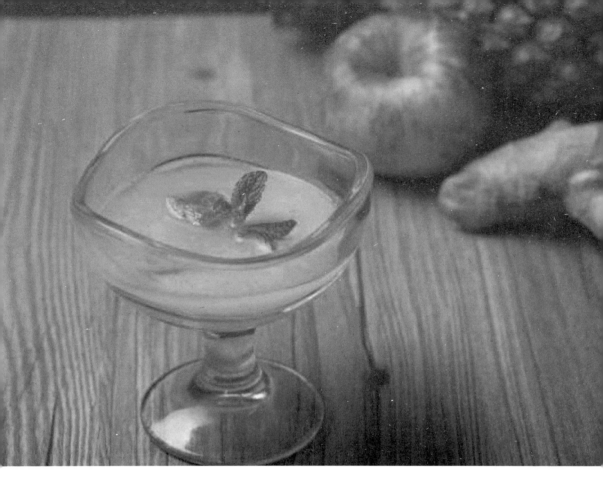

鲜姜菠萝苹果汁

材料

苹果 135 g

菠萝肉 80 g

姜块少许

纯净水适量

做法

1 姜块切粗丝，苹果切成小块，菠萝肉切丁。

2 榨汁机中倒入切好的蔬果，注入适量纯净水，榨成汁即可。

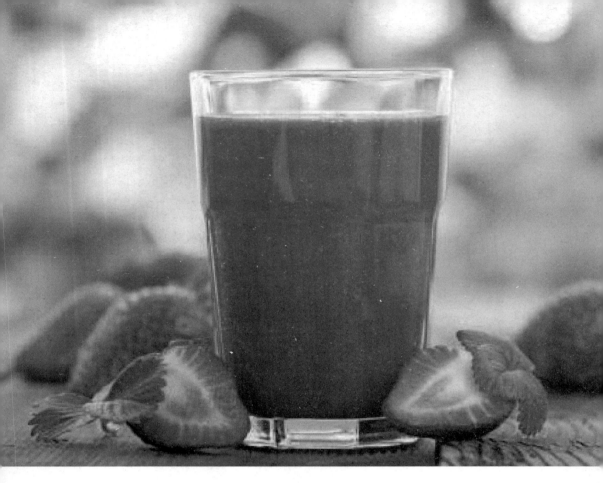

苹果草莓汁

材料

苹果 100 g

草莓 50 g

水 200 ml

做法

1 苹果去皮、核，洗净，切成小块。

2 草莓去蒂、洗净。

3 把洗好的水果放入榨汁机中，加入适量清水榨成汁即可。

覆盆子苹果菠萝汁

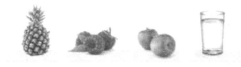

材料

菠萝 100 g

覆盆子 20 g

苹果半个

水 200 ml

做法

1 菠萝泡盐水，切成块；覆盆子洗净；苹果洗净，去皮，切块。

2 把菠萝、苹果、覆盆子放入果汁机，加水搅打均匀即可。

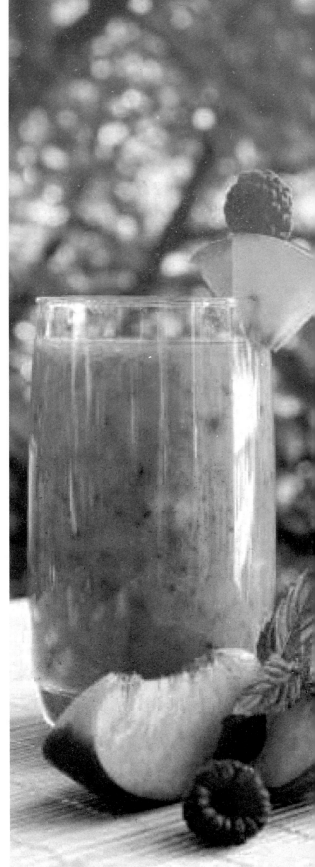

木瓜

提高人体对糖类物质的利用率

木瓜中的分解酶、番木瓜碱、维生素 C 等成分，能分解人体中的蛋白质和淀粉，提高人体对糖类物质的利用率，从而起到减少糖类摄入量的作用。另外，木瓜中富含一种活性物质——齐墩果酸，齐墩果酸能有效地降低血糖、软化血管、预防动脉粥样硬化，较适合糖尿病并发高血压病、高脂血症的患者食用。

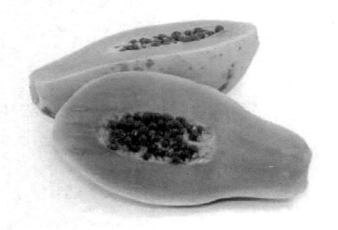

营养成分表

热量	27 kcal
糖类	7 g
膳食纤维	0.8 g
维生素 C	0.043 g
碳水化合物	6.2 g
蛋白质	0.4 g
脂肪	0.1 g
钙	0.017 g

选购方法

选木瓜时应选择短椭圆形的。如果是马上吃的话可选择黄色的、越胖越好。用手指轻按有软软的感觉的，就是熟透了的木瓜，柔软汁水多。

宜忌人群

1.适宜慢性萎缩性胃炎患者，缺奶水的产妇，消化不良者，风湿筋骨痛、跌打扭挫伤、肥胖患者食用。

2.孕妇、过敏体质者慎食。

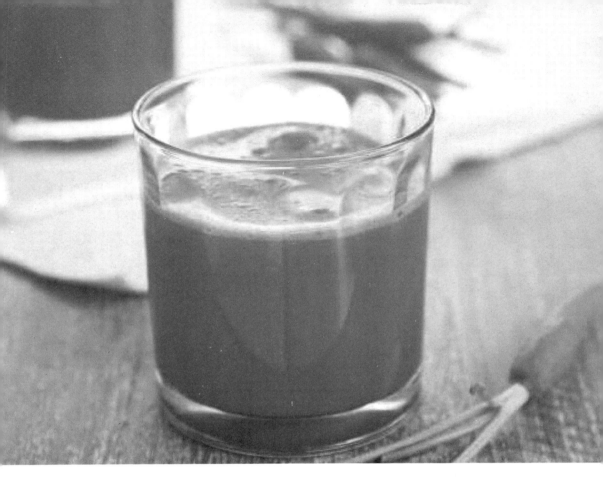

胡萝卜木瓜苹果汁

材料

胡萝卜 80 g

木瓜 50 g

苹果 50 g

凉开水适量

做法

1 胡萝卜、木瓜去皮，切小块；苹果洗净，去皮，切小块。

2 把胡萝卜、木瓜、苹果倒进榨汁机中，倒入适量凉开水，搅打成汁。

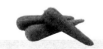

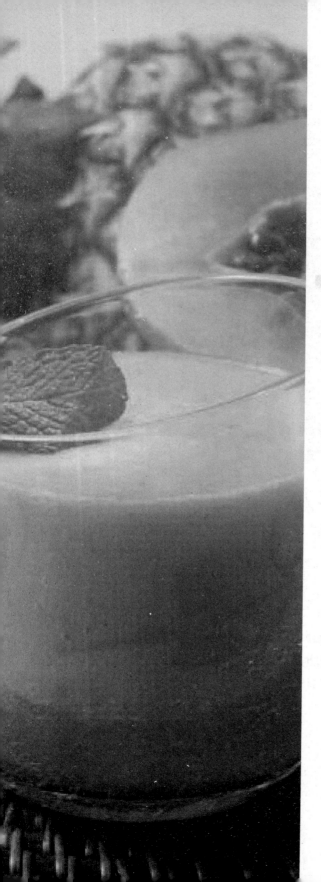

胡萝卜木瓜菠萝汁

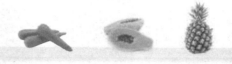

材料

胡萝卜 65 g

木瓜 50 g

苹果 60 g

做法

1 胡萝卜去皮，切成块状；木瓜去皮，
切小块；苹果洗净，用刀切几瓣。

2 胡萝卜、木瓜、苹果一起倒入榨汁
机中，榨成汁即可。

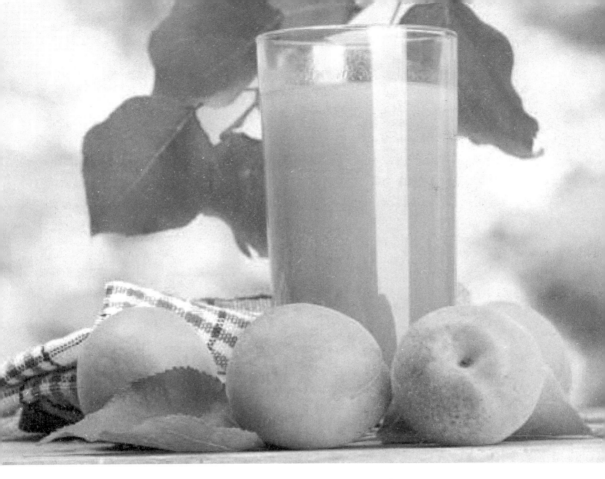

莲藕木瓜李子汁

材料

莲藕 80 g

木瓜 50 g

李子 50 g

水适量

做法

1 莲藕洗净去皮，切小块；木瓜洗净去皮，切小块；李子洗净去皮，去除果核。

2 把切好的蔬果放入榨汁机里，加入适量清水，榨成汁即可。

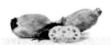

菠萝

减少糖尿病患者对胰岛素的依赖性

降糖功效

菠萝富含果胶，能调节胰岛素的分泌，从而有效地控制血糖的上升。菠萝含有丰富的膳食纤维，可以促进排便，降低血糖水平，减少糖尿病患者对胰岛素和药物的依赖性，并可增加饱腹感，减少热量的摄入。同时，菠萝还具有帮助糖尿病患者消肿利尿的功效。

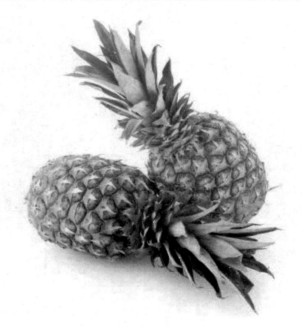

营养成分表

热量	41 kcal
糖类	10.8 g
膳食纤维	1.3 g
维生素 C	0.018 g
碳水化合物	9.5 g
蛋白质	0.5 g
脂肪	0.1 g
钙	0.012 g

选购方法

成熟的菠萝结实饱满，果皮黄中略带青色，表皮凸起物没有磨损，散发清新果香。如果发现叶片容易折断或松脱，表示已经过熟。

宜忌人群

1. 肾炎患者、消化不良者适宜食用。

2. 过敏体质、溃疡病、肾脏病、凝血功能障碍的患者禁食；发热及患有湿疹、疥疮者不宜多吃。

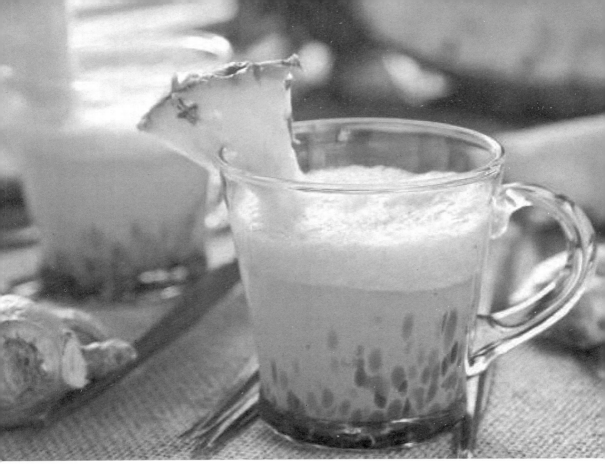

菠萝姜汁

材料

菠萝 150 g
姜 8 g

做法

1 菠萝去皮，切成小块；姜洗净去皮，切细丝。

2 把蔬果放入榨汁机中，榨成果汁即可。

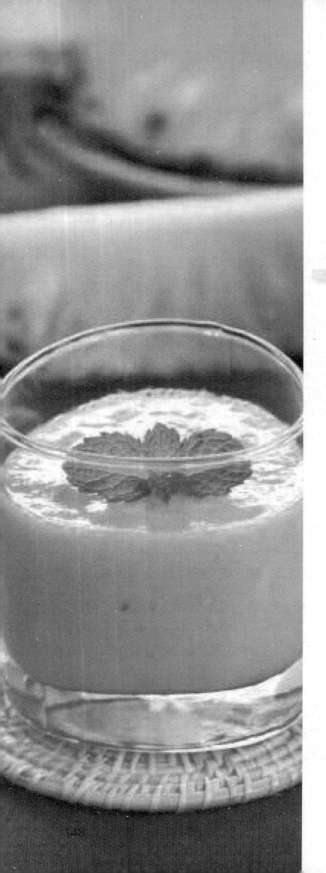

荔枝菠萝汁

材料

荔枝 100 g

菠萝 80 g

水适量

做法

1 将荔枝去皮，去核，取出果肉；菠萝洗净，切成小块。

2 把果肉都放入榨汁机中，加水榨成果汁即可。

番茄胡萝卜菠萝汁

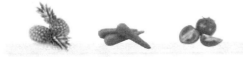

材料

菠萝 50 g

番茄 80 g

胡萝卜 50 g

做法

1 菠萝、番茄、胡萝卜各洗净去皮，
切成小块。

2 把蔬果倒入榨汁机内，榨成果汁。

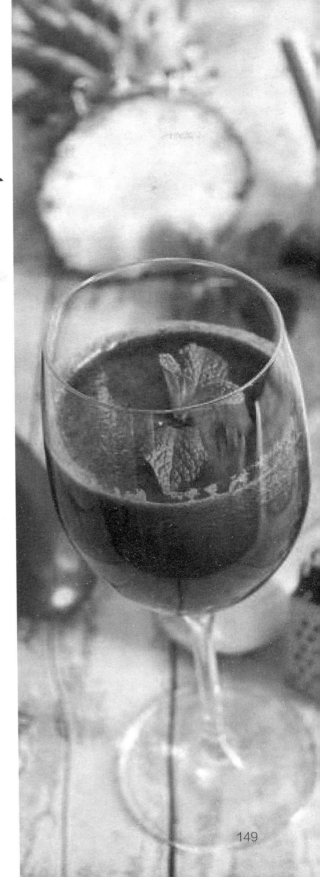

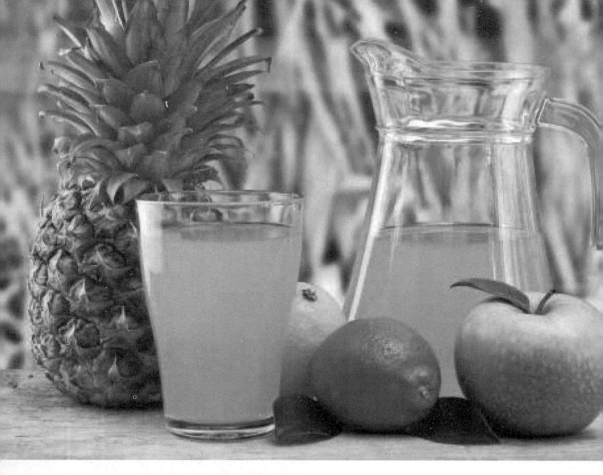

菠萝苹果橙子汁

材料

菠萝 80 g

苹果半个

橙子 1 个

水 200 ml

做法

1 蔬果洗净。苹果切块；菠萝泡盐水，切成块；橙子剥皮，掰两半。

2 把果肉放入果汁机，加水搅打均匀即可。